Als Dissertation genehmigt von der Naturwissenschaftlichen Fakultät
der Universität Erlangen-Nürnberg

Tage der mündlichen Prüfung: 22. und 23. Mai 1967

Dekan: Prof. Dr. KLAUS BRODERSEN

Erstberichterstatter: Prof. Dr. ERIK HAUSTEIN

Zweitberichterstatter: Prof. Dr. JULIUS SCHWEMMLE

ISBN 978-3-662-38843-3 ISBN 978-3-662-39761-9 (eBook)
DOI 10.1007/978-3-662-39761-9

Mechanismus der nondisjunktionalen Chromosomenverteilung und die Ursachen der Pollensterilität bei *Rhoeo spathacea*

ERICH ZIMMERMANN

Botanisches Institut der Universität Erlangen-Nürnberg

Eingegangen am 28. Juni 1968

Mechanism of Nondisjunctional Chromosome Distribution and the Causes of Pollen Sterility in Rhoeo spathacea

Abstract. Different types of chromosome configurations during the meiotic metaphase I of pollen mother cells of *Rhoeo spathacea* were identified. The rates of these configurational types show only little variation under extreme environmental conditions. For nearly all configurational types the ratio of chromosome rings to chains was found to be the same. — During metaphase I the chromosomes arrange in the following way: At the beginning, due to spatial properties of the pollen mother cells, spindle fibers are attached to the centromeres of only a few chromosomes. Starting with these firstly attached ones all chromosomes are arranged in the equatorial region, accomplished by a contraction of the chromosomal apparatus. Frequently this results in the nondisjunctional distribution of two pairs of chromosomes. The theoretical calculations of the frequencies of the various configurational types to be expected in this observed mechanism were in agreement with the actually observed frequencies. — The arrangement of chromosomes during late metaphase I and their actual distribution in anaphase I show that about one half of the unequal types have reorientated to equal ones. — The number of pollen grains and the percentage of sterility depend extensively upon environmental conditions. When the conditions are more favourable, more pollen grains are produced and the degree of sterility is lowered. — The decay of pollen occurs during several stages: In the first stage, lasting from the dissolution of the layer enveloping the tetrad until the end of pollen mitosis I, approximately 55 per cent of the pollen grains decay due to the haploid lethal factor and the deficiencies of the (n-1)-chromosome sets. In a second stage, from the end of pollen mitosis I to anthesis, up to additional 30 per cent of the grains decay. This is largely determined by environmental factors, possibly acting upon the periplasmodium, and disharmonic combinations of chromosomes. All grains with intact chromosome complexes probably will not be affected during these two stages. However, they may also decay under extremely unfavourable conditions, due to a misfunction of the periplasmodium, this being the third stage.

Einleitung

Die Commelinacee *Rhoeo spathacea* (SWARTZ) STEARN, bekannt unter dem Namen *Rhoeo discolor* HANCE, wurde schon bald nach BELLINGs Segmentaustausch-Theorie (1927) von DARLINGTON 1929 als Translokations-Komplexheterozygote erkannt, bei der alle 12 Chromosomen in der meiotischen Pro- und Metaphase einen geschlossenen Ring bilden. Durch ein balanciertes gonisches Letalsystem bleibt die Ringbildung erhalten. Im Gegensatz zu *Oenothera* ist die regelmäßige Zickzack-Anordnung der Metaphase-Chromosomen jedoch bei *Rhoeo* durch häufige Nondisjunktion gestört, so daß unregelmäßige Verteilung die Folge ist. Die Pollensterilität liegt oft weit über dem Wert von 50%, der wegen des Letalsystems zu erwarten wäre. Trotz wiederholter Untersuchungen der Metaphase-Anordnungen und Bestimmung der Pollensterilitätswerte konnten die Widersprüche zwischen den Ansichten der einzelnen Untersucher, die in Tabelle 1 zusammengefaßt sind, nicht geklärt werden. Auch der Versuch von CARNIEL (1960), der eine gerichtete Befruchtung annimmt, kann nicht befriedigen.

Aus diesem Grunde sollte erneut sowohl das Metaphaseverhalten der Chromosomen als auch das Ausmaß der Pollensterilität, und zwar unter verschiedenen Außenbedingungen, untersucht werden, um so eine für die Beurteilung der Pollensterilität gesicherte Beobachtungsgrundlage zu erhalten.

Material und Methode

Anzucht: Die Versuchspflanzen von *Rhoeo spathacea* stammen aus dem Botanischen Garten Erlangen. Sie wurden unter folgenden Bedingungen gehalten:

1. Im Gewächshaus des Botanischen Gartens („*Gartengewächshaus*") unter den Tischen bei einer Temperatur von ca. 16°C (12—25°C). Die Untersuchungen damit wurden im November durchgeführt.

2. Im Versuchsgewächshaus des Instituts („*Südgewächshaus*") bei Tageslicht, ab Einbruch der Dämmerung bis 22 Uhr bei Kunstlicht von zwei „Osram-L 65W/35-Röhren" mit 500—1700 erg/cm²·s. Die Temperatur schwankte von 19—24°C, die relative Luftfeuchte zwischen 35 und 80%, meist betrug sie ca. 60%. Ein Teil der Pflanzen wurde regelmäßig gegossen, ein anderer trocken gehalten. Die Untersuchungen wurden im Dezember und Januar durchgeführt.

3. Im *Temperatur-Konstantraum bei 16°C* ($\pm 1°C$): Die Pflanzen wurden mit „Osram-L-Röhren" und Glühlampen mit zusammen ca. 10000 erg/cm²·s täglich 12 Std (7—19 Uhr) bestrahlt. An den jungen von Brakteen, Hüll- und Blütenblättern verdeckten Antheren kann noch mit 4000—7000 erg/cm²·s gerechnet werden. Während der Untersuchungszeit im März wurden die Pflanzen nicht gegossen.

4. Im *Temperatur-Konstantraum bei 24°C* ($\pm 1°C$): Beleuchtet wurde mit 57 „Osram-L-Fluora-Röhren" mit je 40 W, zusätzlich mit 4×60 W Glühlicht. Entsprechend der Heimat von *Rhoeo spathacea* wurde eine tägliche Belichtungsdauer von $13^1/_2$ Std (7.30—21.00 Uhr) gewählt. Die Beleuchtungsstärke betrug in Pflanzenhöhe 4800—9600 erg/cm²·s, an den Antheren junger Blüten waren noch 3000—4000 erg/cm²·s wirksam. Die relative Luftfeuchte betrug durchschnittlich 60% (40—95%). Unter diesen Bedingungen gediehen die Pflanzen sehr gut und blühten ganzjährig reichlich (bis zu 4 Blüten je Doppelähre täglich).

Tabelle 1. *Angaben über Metaphaseverhältnisse, Pollensterilität und ihre Ursachen bei bisherigen Arbeiten*

	Nondisjunktional-verteilung	Ringbildung	Pollen-sterilität	Angegebene Ursache der Pollensterilität
Darlington, 1929	50%	30%	—	Letalfaktor + Defizienz
Katô, 1930	33%	—	—	Nondisjunktion
Sax, 1931	50% (ca.)	—	80—90%	Nondisjunktion + zusätzliche Faktoren
Gairdner und Darlington, 1931	30%	—	—	—
Sax und Anderson, 1933	—	40%[a] (ca.)	86%	Nondisjunktion
Sax, 1935	—	—	80%	—
Straub, 1936	—	76%	—	—
Haselwarter, 1937	—	50% und 77%	—	—
Akemine, 1937	20%	12%	42%[b]	Defizienz
Coleman, 1941	50% (ca.)	—	—	—
Bhaduri, 1942	18%[c]	—	80%	Nondisjunktion + laggards
Simmonds, 1945	80—95%	15% und 16,7%	—	—
Tschermak-Woess, 1948	—	—	62—89%	—
Darlington, 1948	—	—	74—80%	—
Walters und Gerstel, 1948	> 50%	32%	59—72%	Nondisjunktion
Tschermak-Woess, 1951	74—85%	—	67—99%	Nondisjunktion
Carniel, 1960	70—90%	43,4%	70—90%	Letalfaktor + Kettenstörungen

[a] Errechneter Wert.
[b] Bei der Pollenmitose.
[c] Nur inäqual-nondisjunktional.

Präparate: Für die Untersuchung der Meiosestadien wurden von den freipräparierten Einzeltheken nach Fixierung in Alkohol-Eisessig 2:1 oder sofort Karminessigsäure (= KES)-Quetschpräparate angefertigt. Dauerpräparate wurden mit Hilfe von „Celodal" hergestellt (HAUSTEIN, 1961). Beobachtet wurde mit einem Leitz-Immersionsobjektiv 100:1/A = 1,32 und Periplanokularen 12 ×, wenn nötig ergänzt durch die „Heine-Phasenkontrast-Einrichtung" von Leitz.

Bei der Analyse der Metaphase-Konfiguration der Chromosomen wurden bei Zellen mit seitlicher Ansicht der Zickzack-Gruppierung die einzelnen Chromosomen in ihren individuellen Umrissen genau abgezeichnet. Durch sorgfältiges Fokussieren konnten die Verknüpfungen mit benachbarten Chromosomen der Reihe nach trotz häufiger gegenseitiger Überdeckung erkannt werden. Zur Kontrolle wurde die Analyse jeweils in der Gegenrichtung wiederholt.

Lebende und tote Pollen wurden unterschieden auf Grund des ausgeprägten Formunterschiedes sowie der unterschiedlichen Färbbarkeit mit KES bzw. Jod-Jodkali-Lösung. Die Überprüfung dieser beider Methoden mit dem Peroxidase-Nachweis nach PAECH und TRACEY (1955) zeigt, daß tatsächlich nur lebende Pollen angefärbt werden. Die Sterilitätsquote reifer Pollen wurde nur bei solchen ermittelt, deren Kerne langgestreckt-sichelförmig waren. Da lebende und tote Pollen sich wegen ihres verschiedenen Gewichtes sofort in der Strömung der aufgetropften KES zumindest teilweise entmischen, ist es erforderlich, alle Pollen einer Theka auszuzählen. Eine Ausnahme bilden Proben, bei denen die Pollen noch im Periplasmodial-Verband liegen. Gleichmäßige Verteilung der Pollen unter dem Deckglas erreicht man folgendermaßen: Die mit KES angefärbte Theka wird auf dem Objektträger von so wenig KES bedeckt, daß sie eben nicht eintrocknet. Dann wird entsprechend der Deckglasgröße ein Ringwall aus Celodal um die Theka gezogen, der an einer Stelle offen bleibt. Ein größerer auf die Theka gegebener KES-Tropfen ist so bemessen, daß er beim folgenden Bedecken durch das Deckglas den Ringwall gerade nicht berührt. Ein leichter Druck auf der der Ringwall-Lücke gegenüberliegenden Seite auf das Deckglas läßt nun die eingeschlossene Luft durch die Öffnung austreten. Kurz bevor der letzte Rest der Luftblase entweichen kann, gibt man einen Celodaltropfen auf die Lücke, wodurch das Fließen der KES unter dem Deckglas sofort aufhört. Der durch weiteren sanften Deckglasdruck restlos ausgequetschte Thekeninhalt ist dann vollständig überschaubar und gleichmäßig über die Fläche verteilt. Die Auszählung der Pollen erfolgte mit Hilfe eines Gitterokulars (6 ×) und Objektiv-Vergrößerung 10 ×. Photographische Aufnahmen wurden mit dem Leitz-„Orthomat" angefertigt, bei Chromosomenaufnahmen mit Grünfilter. Sie wurden dann nachgezeichnet.

Ergebnisse

I. Metaphaseanalysen

1. Konfigurationstypen

Die Charakterisierung der einzelnen von der Normalverteilung abweichenden Chromosomen-Konfigurationen erfolgt, beginnend mit einer Nondisjunktions-Verteilung (NDJ), durch Angeben der Zahl der an dieser Stelle gemeinsam zu einem Spindelpol ausgerichteten benachbarten Chromosomen in Klammern, gefolgt von der Zahl alternierend verteilter Chromosomen bis zu der nächsten NDJ-Verteilung usw., wobei die umlaufende Richtung so gewählt wird, daß die kleinere Zahl disjunktional verteilter Chromosomen (DJ) an erster Stelle steht;

also: $(NDJ_1)DJ_1(NDJ_2)DJ_2$, wobei $DJ_1 \leq DJ_2$ und $\sum NDJ + DJ = 12$ ist [1]. Bei den am häufigsten vorkommenden Typen mit zwei Paaren von je zwei NDJ-Chromosomen drückt eine gerade Zahl von DJ-Chromosomen [z.B. (2)2(2)6] gleichzeitig äquale ($=\ddot{A}$), eine ungerade Zahl [z.B. (2)3(2)5] inäquale Chromosomenverteilung ($=I\ddot{A}$) aus. Genetisch sind natürlich unter einer bestimmten Konfiguration eine Reihe verschiedener Chromosomen-Anordnungen zusammengefaßt.

Bei der Analyse der Anordnungsverhältnisse von Chromosomen der meiotischen Metaphase I konnten bei einer kleinen Anzahl von Pollenmutterzellen (PMZ) die Verknüpfungsverhältnisse oder die Zuordnung der einzelnen Chromosomen zu einem bestimmten Spindelpol nicht restlos eindeutig erkannt werden. Solche Zellen wurden nicht gewertet. Auf Grund der Abschätzung ihrer Mehrdeutigkeit kann aber angenommen werden, daß bei diesen Zellen die Häufigkeitsverhältnisse der NDJ-Typen dieselben sind wie bei den klar analysierbaren. So darf das Häufigkeitsdiagramm der gewerteten PMZ stellvertretend für dasjenige der Gesamtzahl der untersuchten Zellen stehen. Die mehrdeutigen Konfigurationen betreffen fast immer die NDJ-Typen. Zur richtigen Bestimmung des Verhältnisses DJ:NDJ muß daher jeweils die Gesamtzahl der je Theka insgesamt untersuchten PMZ herangezogen werden. Die Werte der Anteile der einzelnen NDJ-Typen müssen also, bezogen auf dieses Verhältnis, korrigiert werden, wenn die wahren Verhältnisse wiedergegeben werden sollen.

Für die Untersuchung der Chromosomen-Konfigurationen wurden drei Pflanzen verwendet, die möglichst verschiedene Werte ihrer Pollensterilität aufwiesen: Die metaphasischen PMZ der *Pflanze 1* wurden 10 Tage nach der Übersiedelung vom Gartengewächshaus in das Südgewächshaus Anfang Dezember untersucht. Mindestens im Zeitraum 2 Tage davor bis 4 Tage danach betrug die Pollensterilität bei allen Blüten täglich 100%. Sehr wahrscheinlich wären also die Pollen aus den untersuchten metaphasischen PMZ ebenfalls alle abgestorben. *Pflanze 2* erreichte nach monatelangem Aufenthalt im Temperatur-Konstantraum 24°C zum Zeitpunkt der Metaphasenuntersuchung im Mai täglich die für *Rhoeo spathacea* relativ sehr niedrigen Sterilitätswerte reifer Pollen von 56,8—70,2%. *Pflanze 3* besaß im Südgewächshaus im September gleichzeitig mit den Metaphasenuntersuchungen einen relativ hohen Sterilitätsgrad von 81,6—86,9%. Alle Sterilitätswerte beziehen sich auf denselben Blütenstand wie die jeweils untersuchten Meiosestadien.

In der Tabelle 2 werden die gefundenen Häufigkeiten der Metaphasekonfigurationen dieser drei Pflanzen vergleichbar nebeneinander gestellt (jeweils Spalte „gesamt"). Die Abb. 1a, b und c stellen die Prozentsätze der Häufigkeiten aus Tabelle 2 jeweils als Säulendiagramm dar, bezogen auf die jeweilige Gesamtzahl der bei jeder Pflanze untersuchten PMZ (vgl. oben). Die 3 Diagramme sind in ihrer Form sehr ähnlich. Mit der Regelmäßigkeit, mit der die Grundform bei Pflanzen unter den verschie-

---

[1] In Abb. 17 (S. 238) sind die wichtigsten Konfigurationstypen schematisch dargestellt.

Tabelle 2. *Häufigkeiten der Chromosomen-Konfigurationstypen bei den Pflanzen 1—3*

	Pflanze 1					Pflanze 2					Pflanze 3				
	Rin- ge	1 Ket- te	2 Ket- ten	ge- samt	%	Rin- ge	1 Ket- te	2 Ket- ten	ge- samt	%	Rin- ge	1 Ket- te	2 Ket- ten	ge- samt	%
Untersuchte PMZ				224					310					144	
DJ	26	14	1	43	19,2	28	16	1	48	15,5				22	15,3
NDJ	116	43		181	80,8	102	52	3	262	84,5				122	84,7
Sicher analysierbare PMZ				200					202					100	
DJ	26	14	1	41	20,5	28	16	1	45	22,3	11	4		15	15,0
NDJ	116	43		159	79,5	102	52	3	157	77,7	42	38	5	85	85,0
Äquale Typen															
DJ 12	26	14	1	41		28	16	1	45		11	4		15	
NDJ (Summe)	52	26		78	39,6	59	29		88	47,3	20	22	3	45	45,0
Einfache Typen															
(2)0(2)8	21	9		30		16	9		25		7	5		12	
(2)2(2)6	22	10		32		24	13		37		4	10	3	17	
(2)4(2)4	7	5		12		10	6		16		4	6		10	
Kompliziertere Typen															
(3)0(2)5(2)						1			1		1			1	
(3)0(2)3(2)2	1			1		2			2		1			1	
(3)2(2)3(2)						1			1						
(2)0(2)0(2)0(2)4						1			2						
(2)0(2)0(2)2(2)2		1		1		1	1		2			1		1	
(2)0(2)1(2)0(2)3		1		1		2			2						
(2)0(2)1(2)5						2			2		3			3	
(2)0(2)2(2)0(2)2	1			1		2			2			1		1	
(2)0(2)3(2)0(2)1															
Summe:	78	40	1	119	59,5	87	45	1	133	65,8	11	4		15	60,0
Prozentsatz:					58,8					62,9					60,2

Nondisjunktionelle Chromosomenverteilung und Pollensterilität bei *Rhoeo* 221

			Summe				Summe				Summe
Inäquale Typen											
Einfache Typen											
(3)9	18	4	4	7	2		9	1	1		2
(2)1(2)7	40	6	24	17	7		25	7	6		13
(2)3(2)5		9	49	13	12	1	25	11	7	2	20
Kompliziertere Typen											
(3)0(3)0(2)4		1	1	1			1				
(3)0(2)4(2)1				1			1				
(3)0(2)2(2)3											
(3)0(2)0(2)5	1		1								
(3)0(2)0(2)1(2)0(2)				1			1				
(3)1(2)0(2)4				1		1	2				
(3)1(2)2(2)2		1	1	1			1				
(3)1(2)4(2)					1		1				
(3)2(2)0(2)3											
(3)2(2)2(2)1	1		1								
(2)0(2)0(2)6											
(2)0(2)0(2)3(2)1					1		1	3	1		1
(2)0(2)2(2)4				1			1				
(2)0(2)2(2)1											
Summe:	64	17	81	44	23	2	69	22	16	2	40
Prozentsatz:	*32,0*	*8,5*	*40,5*	*21,8*	*11,4*	*1,0*	*34,2*	*22,0*	*16,0*	*2,0*	*40,0*
Summe der sicher analysierbaren PMZ:	142	57	200	130	68	4	202	53	42	5	100
Prozentsatz	*71,0*	*29,0*		*64,8*	*35,2*			*53,0*	*47,0*		
Korrigierter Prozentsatz[a]	*71,2*[a]	*28,8*[a]		*64,7*[a]	*35,3*[a]			*52,9*[a]	*47,1*[a]		

[a] Bezogen auf alle PMZ im richtigen Verhältnis DJ:NDJ

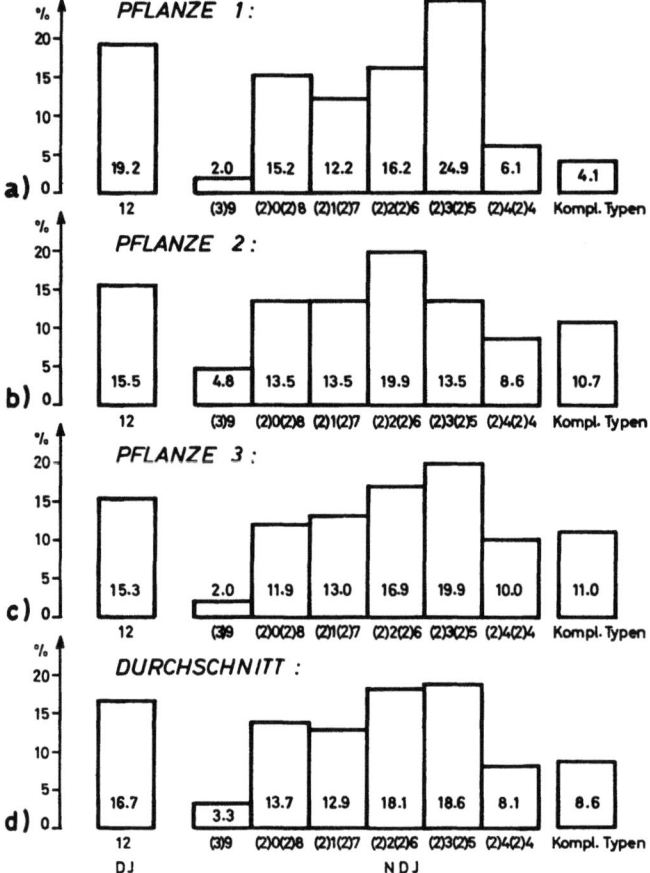

Abb. 1a—d. Relative Häufigkeit der Metaphase-Typen je Pflanze

densten Außenbedingungen wiederkehrt, kann sie als charakteristisch für *Rhoeo spathacea* angesehen werden. In Abb. 1d („Durchschnitt") ist sie wohl am besten wiedergegeben. Die Tatsache, daß jeder Konfigurationstyp bei allen Pflanzen etwa gleich häufig ist, läßt darauf schließen, daß unter allen untersuchten Bedingungen derselbe Mechanismus der Chromosomenverteilung wirksam war.

Trotzdem sind Unterschiede in geringem Maße vorhanden.

Mit Hilfe der folgenden Formel lassen sie sich nach der χ^2-Methode absichern (nach MITTENECKER, 1963, verändert):

$$\chi^2 = \Sigma \left(n_{zs} - \frac{n \cdot n_s}{N} \right)^2 \left(\frac{n_z \cdot n_s}{N} \right)^{-1};$$

Nondisjunktionelle Chromosomenverteilung und Pollensterilität bei *Rhoeo* 223

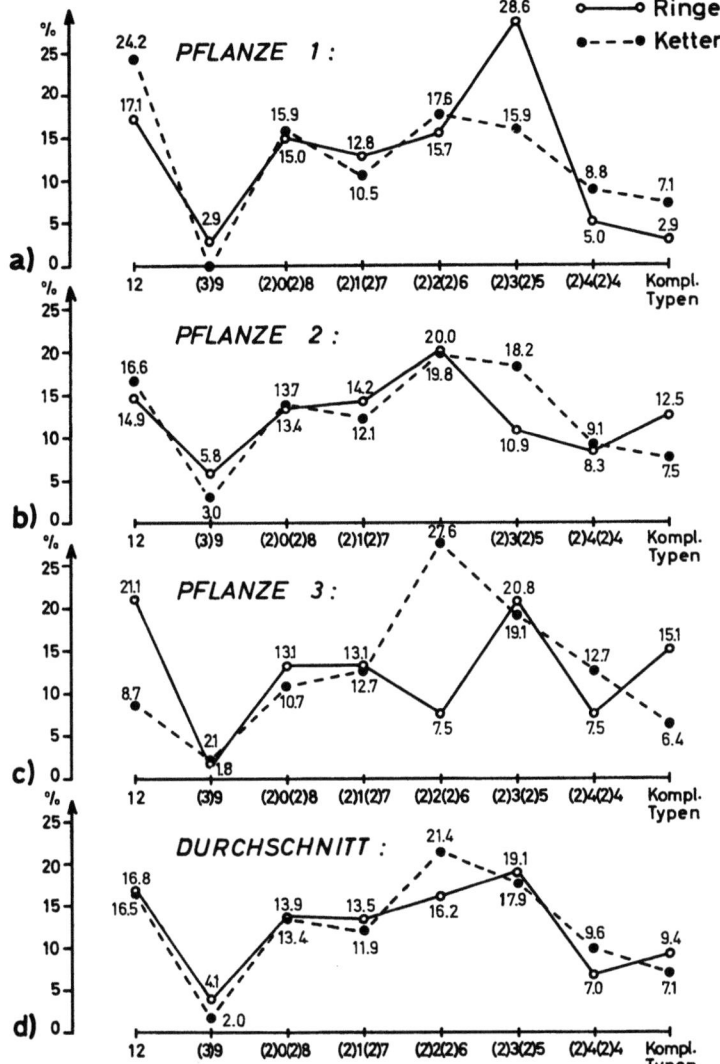

Abb. 2a—d. Relative Häufigkeit der Ring- und Kettenbildung je Pflanze

Die Erwartung bei Gleichheit der gefundenen Typenhäufigkeiten beträgt

$$E = \frac{n_z \cdot n_s}{N};$$

n_{zs} = Einzelwert der Beobachtung
n_z = Summe der Werte gleicher Metaphase-Typen (Zeilensumme)
n_s = Summe der bei einer Pflanze analysierten Zellen (Spaltensumme)
N = Gesamtsumme (Summe der Zeilen- und Spaltensummen)

Danach unterscheiden sich die Diagramme der Pflanzen 1 und 2 signifikant ($P \ll 0{,}01$), vor allem wegen der unterschiedlichen Häufigkeit des Typs (2)3(2)5. Die Pflanzen 1 und 3 sind vor allem wegen der heterogen zusammengesetzten Klasse der komplizierteren Typen verschieden ($P = 0{,}015$), die — wie aus Tabelle 2 ersichtlich ist — durch mehr als zwei NDJ-Paare von Chromosomen charakterisiert sind, insgesamt mit $P \approx 0{,}02$. Bei den Pflanzen 2 und 3 können Unterschiede jedoch nicht mehr abgesichert werden, da diese Typen bei Pflanze 2 mit einer mittleren Häufigkeit vertreten sind.

Es läßt sich nicht beurteilen, ob diese Unterschiede durch die stark unterschiedlichen Außenbedingungen bewirkt werden, oder ob sie eine natürliche Variation des Verteilungsmechanismus der Chromosomen zur Ursache haben.

2. Ringe und Ketten

Durch das Fehlen eines oder mehrerer terminaler Chiasmata kann der Chromosomenring zu einer oder zu mehreren Ketten aufgebrochen sein. Kettenbildung bei Komplexheterozygoten kann durch Paarungs- oder Chiasma-Ausfall sowie durch Bruch des bereits vollständigen Ringes zustande kommen. Bei Pflanzen, die unter denselben Bedingungen gehalten wurden wie Pflanze 2, konnte im Diakinesestadium unter 100 PMZ keine einzige der später in der Metaphase häufig vorhandenen Chromosomenketten nachgewiesen werden. Dies zeigt deutlich, daß zumindest unter den angegebenen Versuchsbedingungen terminale Verbindungen zwischen Chromosomen erst in der späten Diakinese oder frühen Metaphase zerreißen. Kettenbildung kommt also bei *Rhoeo spathacea* durch Chiasmabruch, nicht durch Paarungsausfall in der Prophase zustande.

Die Häufigkeiten von Ring- und Kettentypen in der Metaphase sind ebenfalls in Tabelle 2 angegeben. Zwischen den Pflanzen unter verschiedenen Umweltbedingungen sind deutliche Unterschiede vorhanden: die Pflanzen 2 und 3 sind verschieden mit $P = 0{,}06$, noch ausgeprägter die Pflanzen 1 und 3 ($P \ll 0{,}01$, signifikant). Die Pflanzen 1 und 2 sind mit ca. 88% Wahrscheinlichkeit ebenfalls verschieden. Entsprechend den Ergebnissen von HASELWARTER (1937) dürften diese Unterschiede in der Häufigkeit von Chiasmabrüchen auf die unterschiedlichen Temperatur- und Hydraturbedingungen zurückzuführen sein.

Da die Kettenbildung gleichzeitig mit der Ausrichtung der Chromosomen in der frühen Metaphase erfolgt, könnte man einen deutlichen Einfluß des Ringbruchs auf denjenigen Verteilungsmechanismus der Chromosomen vermuten, der das charakteristische Diagramm der Konfigurationstypen-Häufigkeit ergibt. Unter dieser Annahme müßten sich die Typendiagramme, getrennt nach Ring- und Kettentypen, von PMZ derselben Theka unterscheiden. Die Abb. 2a—c zeigt jedoch, daß bei allen

Pflanzen die Ring- und Kettendiagramme jeweils ähnlich sind und damit auch annähernd der Grundform des Diagramms für Ring- und Kettentypen zusammen (Abb. 1d) gleichen. Unterschiede sind nur bei einzelnen Typen vorhanden. Der beim Ausrichten der Chromosomen auftretende Chiasmabruch vermag die Chromosomenverteilung also nicht oder nur in sehr geringem Maße zu beeinflussen.

3. Mechanismus der Chromosomenverteilung

Die Chromosomen von *Rhoeo spathacea* sind im Vergleich zu denen anderer Komplexheterozygoten sehr groß (ca. 7 µ lang). Der Kern der

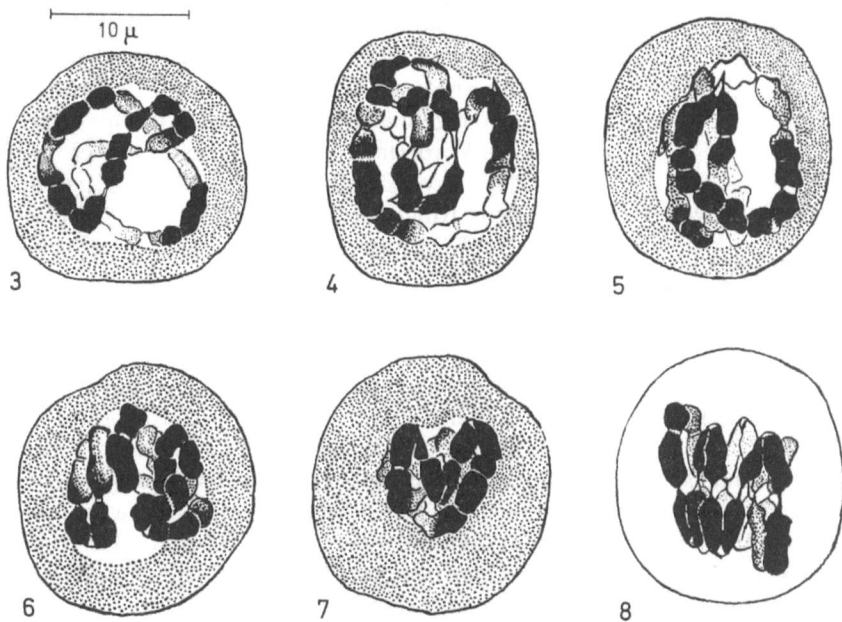

Abb. 3—7. Zunehmende Kontraktion des Chromosomen-Knäuels und gleichzeitige Polorientierung der einzelnen Chromosomen in der frühen Metaphase bei verschiedenen PMZ

Abb. 8. Typische Chromosomenanordnung in der mittleren Metaphase I. Dargestellt ist der Konfigurationstyp (2)4(2)4

PMZ nimmt daher in der Prometaphase fast $^2/_3$ des Zelldurchmessers in Anspruch, der ca. 18 µ beträgt. Die 12 miteinander terminal zu einem Ring verbundenen Chromosomen liegen dabei dicht an der Kernmembran in wenigen möglichst weiten Schlingen verteilt (Abb. 3). Zu diesem Zeitpunkt werden einzelne günstig gelegene Chromosomen von Spindelfasern erfaßt, die betreffende Schlinge des Chromosomenrings wird dabei im Kern ausgerichtet (Abb. 4—6). Gleichzeitig wird eine starke Verminderung der Ganghöhe bei den Makroschrauben erkennbar, was — bei gleichbleibendem Durchmesser — zu einer starken Verkürzung der einzelnen Chromosomen führt. Das gesamte Chromosomen-Knäuel kontrahiert sich und kann so zusammengedrängt erscheinen, daß sein Durchmesser nur mehr dem halben Zelldurchmesser entspricht (Abb. 7). Dabei wird, zusammen mit der richtungsstabilisierenden Wirkung der ersten Spindelfasern, mechanisch eine zickzackförmige Zusammenfaltung des Rings und damit eine Polorientierung der Chromosomen erreicht. Offenbar erleichtern die bei der Kontraktion erzeugten Spannungen das Entwirren der Ringschlingen. Inzwischen hat sich die Zahl der Spindelfasern erhöht, doch zeigen auch jetzt manche Chromosomen noch nicht die V-Form derjenigen mit deutlichem Spindelfaseransatz. Ursache dieser Unterbrechung der regelmäßigen Zickzackanordnung dürfte die Vororientierung einer zuerst mit Spindelfasern verknüpften in ihrer Richtung fixierten Ringschleife sein. Die Folge ist eine NDJ-Orientierung benachbarter Chromosomen.

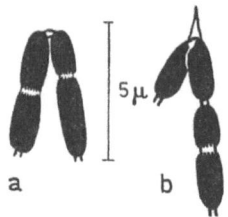

Abb. 9a u. b. Nondisjunktionale Anordnung von Metaphase I-Chromosomen. a Vermutlich durch Interferenz entstanden. b Vermutlich durch Vororientierung eines Chromosoms mit Spindelfaseransatz entstanden (schematisch)

Dies wird in der späteren Metaphase deutlich, wenn die Kernmembran verschwunden ist und das Chromosomenknäuel durch weitere Kontraktion der Chromosomen in Länge und Breite wieder lockerer erscheint. Jetzt sind fast alle terminalen Chiasmata etwa in der Äquatorialebene angeordnet, die Chromosomen liegen beiderseits dieser Ebene gruppiert (Abb. 8), jedes versehen mit einem Spindelfaser-Ansatz. Das vorher zwischen die Chromosomen eingedrungene Plasma scheint nun die Lage der Chromosomen in der Zelle zu stabilisieren.

Zwei NDJ-Chromosomen können in verschiedener Weise orientiert liegen, die das Resultat von mechanischer Interferenz bei der Zusammenfaltung des Rings (schematische Abb. 9a) bzw. einer Vororientierung eines Chromosoms (Abb. 9b) sein dürften. Mit 69,7% ist die erste Möglichkeit wesentlich häufiger zu beobachten als die zweite mit 30,3%.

4. Modell der Chromosomenverteilung

In einem Modell des Verteilungssystems der metaphasischen Chromosomen sollen empirisch die Häufigkeiten der einzelnen Metaphase-Konfigurationstypen ermittelt werden, die sich ergeben, wenn im Chromosomenring jeweils nur 2, 3 oder 4 durch Spindelfasern vororientierte Chromosomen („Fixchromosomen") im Gegensatz zu den übrigen „freien Chromosomen" angenommen werden. Dabei müssen noch folgende von der cytologischen Beobachtung abgeleitete vereinfachte Voraussetzungen gemacht werden:

1. Alle Chromosomen sollen sich gleichen in ihrem Bau und mechanischen Verhalten.
2. Jedes Chromosom kann mit gleicher Wahrscheinlichkeit Fixchromosom oder freies Chromosom sein.
3. Jedes Fixchromosom soll mit gleicher Wahrscheinlichkeit zu beiden Spindelpolen orientiert werden können.
4. Ein orientiertes Chromosom zwingt beide benachbarten Chromosomen zur Ausrichtung zum entgegengesetzten Spindelpol, sofern sie als freie Chromosomen nicht ebenfalls von Spindelfasern orientiert werden. Diese ausrichtende Bewegung setzt sich im Chromosomenring in beiden Richtungen mit gleicher Geschwindigkeit fort, bis zwei entgegengesetzt laufende Wellen zusammenstoßen und entweder übereinstimmen oder interferieren und damit NDJ mit einem benachbarten Chromosom erzwingen. In diesem Falle können beide bzw. alle vier möglichen sich daraus ergebenden Konfigurationstypen mit gleicher Wahrscheinlichkeit entstehen, gegenüber den übereinstimmenden zu DJ führenden Situationen beim Zusammenstoßen der Wellen wird ihre erwartete Häufigkeit daher nur mit $1/2$ bzw. $1/4$ gewertet.

Die sich für verschiedene Zahlen von Fixchromosomen ergebenden Häufigkeitsdiagramme sollen mit dem Diagramm der beobachteten Durchschnittshäufigkeit von Metaphase-Konfigurationstypen bei Pflanze 1—3 verglichen werden. Hierzu dürfen nur die beobachteten Ringtypen herangezogen werden, da die Kettentypen den beim theoretischen Ansatz gemachten Voraussetzungen nicht in allen Punkten entsprechen. Die beobachteten komplizierten Konfigurationstypen (vgl. Tabelle 2) treten unter den vereinfachten Modellvorstellungen nicht auf. Sie können jedoch wegen ihrer geringen beobachteten Häufigkeit vernachlässigt werden.

In Abb. 10a sind die Häufigkeitsdiagramme für 2 bzw. 3 erwartete Fixchromosomen mit dem tatsächlich beobachteten verglichen. Das Diagramm für 2 Fixchromosomen ist dem beobachteten sehr unähnlich, für 4 und mehr Fixchromosomen erübrigt sich die schwierigere Analyse, da der Erwartungswert des DJ-12-Verteilungstyps auf Grund der Erwartung dieses Typs bei 1, 2 und 3 Fixchromosomen extrapoliert werden kann und mit weit unter 10% Häufigkeit mit der Beobachtung ebenfalls keineswegs übereinstimmt. Dagegen besteht eine überraschend gute Übereinstimmung des Diagramms mit 3 angenommenen Fixchromosomen mit der Beobachtung. Obwohl man nicht annehmen kann, daß das starre Schema des Modells das sicherlich komplexere Zusammenwirken von vielerlei Einflüssen auf die Chromosomenverteilung ganz erfaßt, so zeigt doch die Übereinstimmung, daß die cytologische Beobachtung des

228   E. ZIMMERMANN:

Verteilungsmechanismus richtig erscheint. Weiterhin wird man annehmen dürfen, daß die Orientierung der Chromosomen in der Regel von 3 Fixchromosomen ausgehen wird.

Legt man dem Erwartungsmodell etwas andere Voraussetzungen zugrunde und rechnet mit entweder im Ring sehr nahe benachbarten Fixchromosomen (0 oder 1 freies Chromosom dazwischen), wobei eines dieser drei stets zum entgegengesetzten Pol orientiert sein soll, oder mit weiter

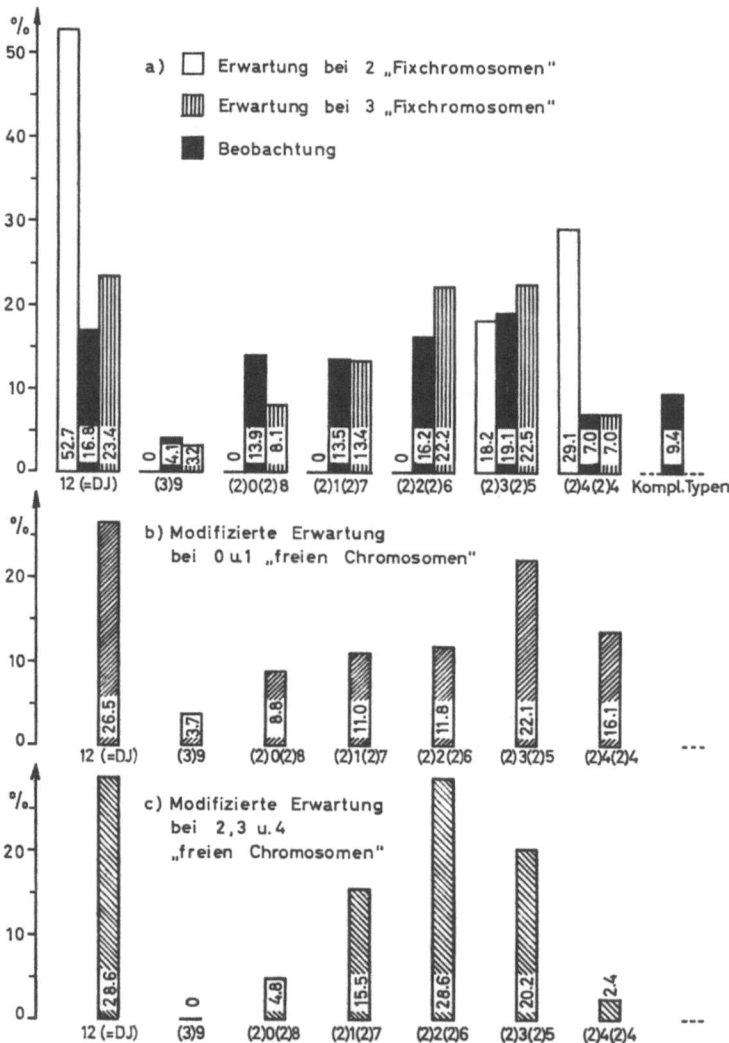

Abb. 10 a—c. Vergleich der erwarteten und beobachteten Metaphase-Konfigurationstypen

entfernten Fixchromosomen (2, 3 oder 4 freie Chromosomen dazwischen), so erhält man zwei vom Grundtyp etwas abweichende Diagramme (Abb. 10b u. c), von denen jedes einem der unter verschiedenen Außenbedingungen erhaltenen Beobachtungsdiagramme (Abb. 1a—c) ähnlich ist. Es ist also möglich, daß sich unter verschiedenen Außenbedingungen der Abstand der Fixchromosomen im Ring ändert. Man könnte an einen Zusammenhang zwischen der Geschwindigkeit der Kontraktion des Chromosomenknäuels mit dem Ansetzen der Spindelfasern denken.

5. Anaphaseausgleich der Chromosomenverteilung

Aus der Kenntnis der Häufigkeiten der einzelnen Konfigurationstypen in der Metaphase der drei untersuchten Pflanzen läßt sich ein genaues Bild entwerfen, wieviele PMZ ein normales und wieviele ein gestörtes Genom in die späteren Entwicklungsstadien der Pollen bringen, obwohl die Individualität der einzelnen Chromosomen und Spindelpole nicht erkennbar ist. Es ist nicht nur der Anteil zahlenmäßig äqual (6:6) und inäqual (7:5) verteilter Chromosomensätze bekannt, sondern auch der Prozentsatz der zwar euploiden, aber in ihrer Chromosomenkombination vom DJ-Normaltyp abweichenden Genome. Bevor aber hieraus Rückschlüsse auf die zu erwartende Pollensterilität gezogen werden können, ist eine Überprüfung notwendig, ob die in der Metaphase klar erkennbare Zuordnung der Chromosomen zu den Polen auch der tatsächlichen Verteilung entspricht. Das cytologische Bild der Anaphase I zeigt nämlich durchaus nicht so klare Polzuordnung der Chromosomen wie in der Metaphase I (Abb. 11).

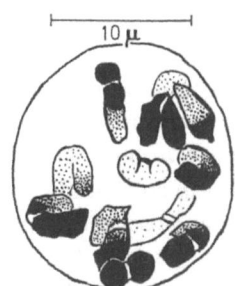

Abb. 11. Anaphase I der PMZ: die Polzuordnung der Chromosomen ist nicht erkennbar

Ein Vergleich des Anteils äqualer bzw. inäqualer Konfigurationstypen in der Metaphase I mit dem Anteil 6:6 bzw. 7:5 verteilter Chromosomensätze der Telophase I, sowie der Äquatorialplatten von Dyaden- und Tetradenzellen erlaubt eine Beantwortung dieser Frage.

Der Anteil inäqualer Verteilung in der Metaphase I ist mit 41,2; 37,1 und 39,8% bei den Pflanzen 1, 2 und 3 etwa gleich groß. In den Stadien nach der Anaphase I dagegen liegt bei mehreren Versuchspflanzen unter denselben optimalen Temperatur- und Beleuchtungsverhältnissen wie Pflanze 2 der Prozentsatz tatsächlich erfolgter inäqualer Verteilung mit durchschnittlich 21,5% erheblich niedriger (siehe Tabelle 3). Die Unterschiede der angeführten Einzelwerte sind nur zufallsbedingt ($\chi^2 = 6,366$ bei $df = 6$). Dieses deutliche Absinken des Anteils von PMZ mit inäqua-

Tabelle 3. *Anaphasische Nachregulierung der Verteilung von Metaphase-Chromosomen*

	Inäquale Verteilung		Äquale Verteilung		Gesamtzahl
	Anzahl	%	Anzahl	%	
Metaphase I	115	*37,1*	195	*62,9*	310
Anaphase I	20		72		92
Telophase I	13		57		70
Metaphase II	8		20		28
Anaphase II	7		31		38
Telophase II	13		27		40
	4		31		35
	2		7		9
Summe:	67	*21,5*	245	*78,5*	312

ler Chromosomen-Verteilung um ca. 15% läßt auf eine Nachregulierung der Verteilung bei der Anaphase I zu Gunsten der Äqualverteilung der Chromosomen schließen.

Ein solcher Befund ist umso überraschender, als bei der Analyse der metaphasischen Konfigurationstypen nur die klar erkennbaren und im cytologischen Bild eindeutig verteilten Anordnungen berücksichtigt worden waren. Es ist nicht anzunehmen, daß die Anordnung der Metaphasenringe und -ketten so tiefgreifend umgestellt wird, daß danach mehr DJ-Typen auftreten. Vielmehr scheinen nur die IÄ-NDJ-Verteilungen in Ä-NDJ-Verteilungen umgewandelt zu werden; das sind immerhin 42% des erstgenannten Typs.

II. Pollenuntersuchungen

1. Die Pollenzahl

Die Gesamtzahl der erzeugten (lebenden und toten) Pollen je Einzeltheka ist großen Schwankungen unterworfen. Die Differenzen können unter allen untersuchten Außenbedingungen 0—2500 betragen, wobei alle Werte innerhalb dieses Intervalls etwa gleich häufig sein können. Dabei ist es gleichgültig, ob Pollenzahlen von beliebigen Theken verschiedener Pflanzen oder von Theken derselben Blüte oder gar Anthere verglichen werden. So stammen z.B. die Pollenzahlen 1326 und 3192 (Differenz 1866) sowie 3802 und 3937 (Differenz 135) von Theken jeweils derselben Anthere (vgl. Abb. 13).

Eine Tendenz zur Staminodienbildung, wie sie bei der nahe verwandten Gattung *Cochleostemma* ausgeprägt ist, scheidet also als Ursache dieser Unterschiede aus. Auch sind Unterschiede in der Anzahl erzeugter Pollen zwischen Außenkreis und Innenkreis der Staubblätter nicht vorhanden: In zwei Blüten mit insgesamt 46 685 bzw. 53 771 Pollen waren in den drei Antheren des Innenkreises 53,84 bzw. 45,70%, in den drei Antheren des Außenkreises 46,16 bzw. 54,30% aller Pollen. Jedoch ist die Pollenzahl in korollinischen Theken, die nicht selten sind, stark vermindert oder die Pollen fehlen ganz. Solche Werte wurden bei der folgenden

Untersuchung der Abhängigkeit der Pollenzahl von Außenbedingungen nicht berücksichtigt.

Für jede der verschiedenen Anzuchtsbedingungen wurde eine gegenüber bisherigen Arbeiten bei *Rhoeo spathacea* relativ große Anzahl von Theken ausgezählt, so daß jeweils ein Häufigkeitsdiagramm der Pollenzahl je Theka aufgestellt werden kann (Abb. 12). Die Mittelwerte μ, die zusammen mit anderen Parametern in Tabelle 4 verglichen sind, unterscheiden sich nach einer Berechnung des Stichprobenfehlers der Mittelwertdifferenz (MITTENECKER, 1963) sehr deutlich ($t = 13{,}798$ bei $df = 71$; $P \ll 0{,}01$ für die kleinste Differenz Südgewächshaus-Gartengewächshaus).

Tabelle 4. *Abhängigkeit der Pollenzahl von unterschiedlichen Außenbedingungen*

	Gartengewächshaus	Südgewächshaus	24° C-Konstantraum
Untersuchte Anzahl von Theken	34	39	33
Gesamtzahl der Pollen	79091	124301	171274
Pollenzahl pro Theka			
Durchschnittszahl μ	*2326*	*3187*	*5190*
Standardabweichung σ	585	995	816
Maximalwert	3384	5278	6822
Minimalwert	1259	1435	3091

Es war zu erwarten, daß die Pollenzahl unter den optimalen Bedingungen im Konstantraum bei 24° am höchsten und bei den lichtarm kultivierten Pflanzen im kühlen Gartengewächshaus am niedrigsten ist. Diesem Befund ordnet sich die sehr niedrige Pollenzahl bei Pflanzen im kalten Konstantraum (16° C) sehr gut ein, die pro Theka mit durchschnittlich nur 800—1200 geschätzt wurde (in der Tabelle nicht angegeben). Die Gunst der Außenbedingungen drückt sich also bis zu einem gewissen Grade in der Höhe der Pollenzahl aus.

2. Die Pollensterilität

Wie bei der Pollenzahl, so sind auch bei der Pollensterilität von *Rhoeo spathacea* die Schwankungen zwischen den einzelnen Theken erheblich. Auch wenn die geringen Differenzen bis 5% zwischen den Werten von Theken derselben Anthere überwiegen, so treten doch noch Unterschiede bis zu 16% auf (vgl. Abb. 15).

Ein staminodialer Effekt oder ein Unterschied zwischen Außen- und Innenkreis der Antheren sind auch hier nicht erkennbar (Differenzen z.B. nur 1,60 und 0,11%). Innerhalb einer Theka sind keine Unterschiede in der Pollensterilität zwischen verschiedenen Bezirken vorhanden, wie getrennte Zählungen an Stücken entsprechend quer geteilter Theken oder das Durchsichtsbild einer unverletzten Theka mit besonders wenigen lebenden Pollen beweisen. In korollinischen Theken ist trotz verminderter Pollenzahl die Pollensterilität so groß wie in normalen Theken derselben Blüte.

Trotz der genannten Differenzen lassen sich also die Sterilitätswerte aller Theken innerhalb derselben Außenbedingungen vergleichen.

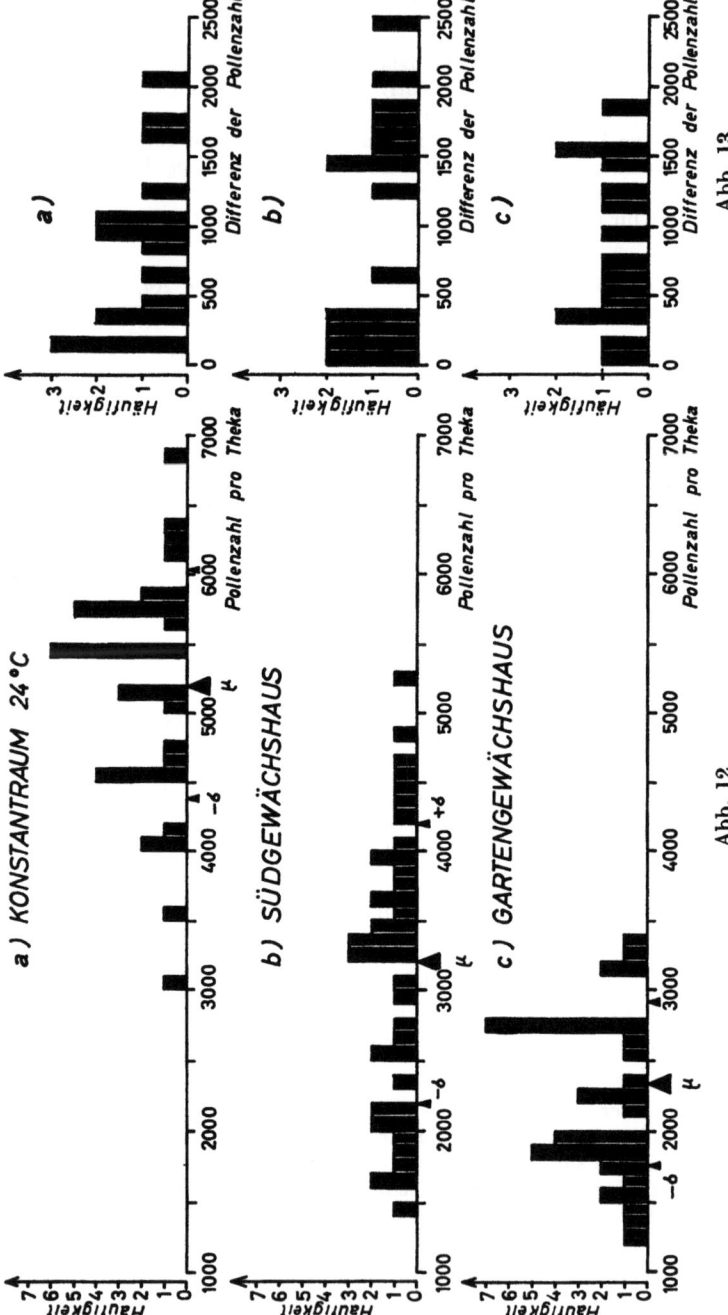

Abb. 12a—c. Häufigkeit der Pollenzahlen unter verschiedenen Anzuchtsbedingungen

Abb. 13a—c. Häufigkeit der Pollenzahlen-Unterschiede zwischen Theken derselben Anthere unter verschiedenen Anzuchtsbedingungen

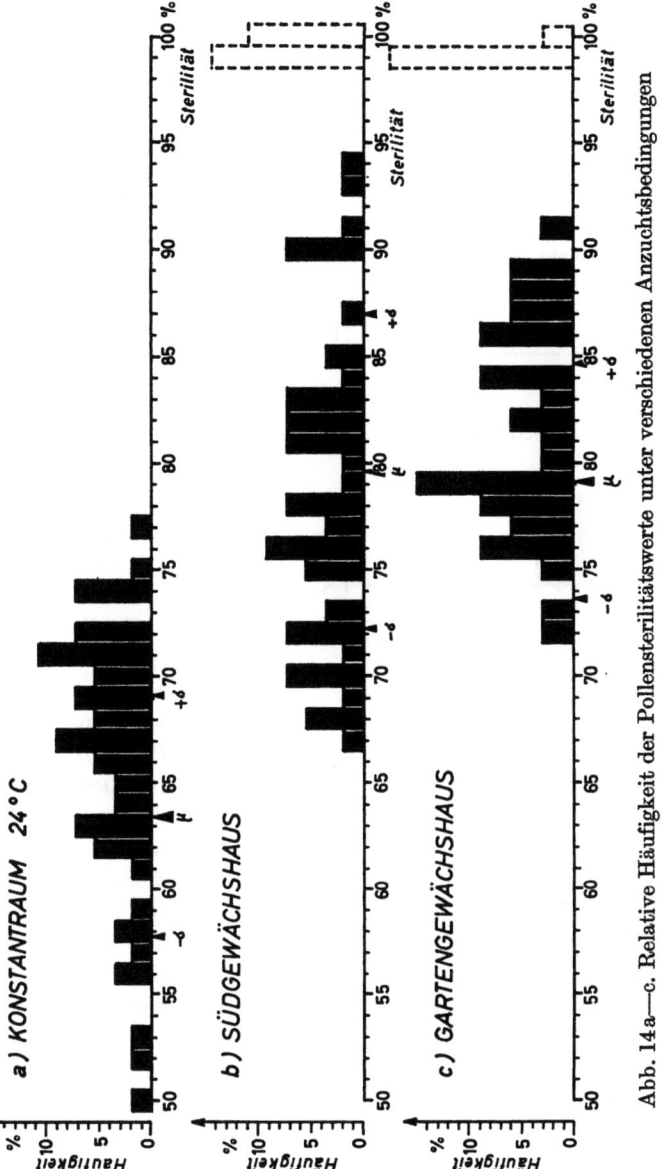

Abb. 14a—c. Relative Häufigkeit der Pollensterilitätswerte unter verschiedenen Anzuchtsbedingungen

In Tabelle 5 werden die Ergebnisse über die Abhängigkeit der Pollensterilität von verschiedenen Außenbedingungen zusammengefaßt, die dazugehörigen Häufigkeitsdiagramme der pro Theka auftretenden Sterilitätsquoten sind in Abb. 14a—c dargestellt.

Tabelle 5. *Abhängigkeit der Pollensterilität von unterschiedlichen Außenbedingungen*

	Gartengewächshaus	Südgewächshaus	Konstantraum 24° C	Konstantraum 16° C
Anzahl untersuchter Theken	41	55	55	78
Gesamtzahl gezählter Pollen	98027	134788	140906	—
Sterilitätswerte pro Theka				
Durchschnittliche Sterilität μ	79,1%	79,6%	63,4%	(99,7%)
Standardabweichung σ	5,52%	7,36%	5,68%	(—)
Maximalwert	99,2%	100,0%	77,3%	100,0%
Minimalwert	71,7%	63,7%	50,0%	80,0%

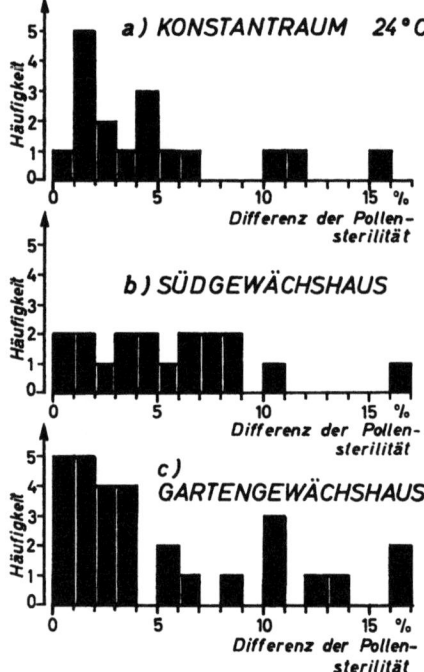

Abb. 15a—c. Häufigkeit der Pollensterilitäts-Unterschiede zwischen Theken derselben Anthere unter verschiedenen Anzuchtsbedingungen

Auch die Pollensterilität zeigt also eine ausgeprägte Abhängigkeit von Umweltsfaktoren. Die niedrigsten Werte treten bei den Pflanzen unter den günstigen Bedingungen im Konstantraum 24° C auf (μ = 63,4%), deutlich höher sind die Werte unter den wechselnden Bedingungen des Südgewächshauses (Unterschied der Mittelwerte mit $t = 10,11$ bei $df = 103$; $P \ll 0,01$ ist signifikant verschieden). Der Mittelwert für die Pflanzen unter den mehr gleichmäßigen Bedingungen des Gartengewächshauses erreicht zwar dieselbe Höhe wie im Südgewächshaus, doch ist die Streuung der Einzelwerte hier geringer ($\sigma = 5,52$ gegenüber 7,36). Besonders auffällig ist die in fast allen Fällen vollständige Sterilität der Pollen im kalten Konstantraum bei 16° C (im Diagramm nicht dargestellt). Offensichtlich spielt hier der Wassermangel eine entscheidende Rolle, denn auch in den Gewächshäusern wurde bei trocken gehaltenen Pflanzen oft vollständige Sterilität festgestellt. Überraschenderweise traten aber bei zwei Blüten mit sonst 100%iger Sterilität im kalten Konstantraum einzelne Theken mit einer Quote von nur 80,0 bzw. 82,2% auf.

Ein Vergleich der Pollensterilität mit den Pollenzahlen von *Rhoeo spathacea* ergibt im großen und ganzen eine gleichsinnige Abhängigkeit von Außenfaktoren: günstige Bedingungen führen zu hohen Pollenzahlen und zu hoher Fertilität und umgekehrt. Die Streuung der Werte unter wechselnden Bedingungen gegenüber konstanten Bedingungen bei der Anzucht ist folglich jedesmal größer. Trotzdem zeichnen sich Unterschiede in der Art der Abhängigkeit ab: die Pollensterilität ist im Garten- und Südgewächshaus gleich hoch trotz sehr verschiedener Umgebung, die sich in der Differenz der durchschnittlichen Pollenzahlen augenfällig widerspiegelt. Auch sind die Sterilitätsunterschiede zwischen Theken derselben Anthere im Verhältnis zur gesamten Sterilitätsstreuung gering (Abb. 15), während die Pollenzahlunterschiede vergleichsweise sehr beträchtlich sein können (Abb. 13).

3. Absterbephasen der Pollen

1. Phase: Bald nach Auflösung der Kallosehülle, von der die Tetradenzellen zu Beginn der Interphase nach der Meiose noch umgeben sind (HESLOP-HARRISON, 1966), beginnen die ersten Kerne zu verklumpen. Dies sind ausschließlich Kerne mit einer Chromosomendefizienz: in einem Präparat konnten bei 1% vorhandenen degenerierenden Kernen die Chromosomen in sechs Fällen gezählt werden. Es waren ausnahmslos jeweils nur 5 Chromosomen vorhanden. Zu diesem Zeitpunkt sind alle Pollen im KES-Präparat 18—22 μ lang und 10—14 μ breit.

Bis zum nächsten sichtbaren Einschnitt im weiteren Verlauf der Pollenentwicklung, nämlich wenn die Kerne aus der Interphase in die Prophase der Pollenmitose eintreten, kann man einen zunehmenden Prozentsatz toter Pollen finden, ohne eine scharfe Unterscheidung zwischen gesunden und degenerierenden Pollen treffen zu können. Alle absterbenden Pollen sind im Wachstum bei einer Länge von 20—22 μ und Breite von 12—14 μ stehengeblieben. Die lebenden Pollen wachsen bis zur Prophase auf 24—28 μ heran. Der Versuch, lebende und absterbende Pollen zu unterscheiden und auszuzählen, ergab in dieser Entwicklungsstufe bei einer Probe ca. 20% Sterilität.

Zu Beginn der Pollenmitose sind lebende und tote Pollen deutlich unterscheidbar geworden. Jetzt werden pro Theka 40,3—53,2%, im Durchschnitt 45,6% Sterilität erreicht. Ein Häufigkeitsdiagramm der Sterilitätswerte einkerniger Pollen (Abb. 16a) zeigt, daß die niedrigeren Werte des angegebenen Intervalls häufiger vorkommen als die höheren.

Der Entwicklungsstand der Pollen läßt sich nun während des Ablaufs der Pollenmitose besser ablesen als vorher. Da die Teilungen nicht mehr synchron verlaufen, kann man aus dem Verhältnis der Anzahl der noch einkernigen Pollen zu der Anzahl der bereits zweikernigen Pollen auf das relative Entwicklungsalter der Theka schließen. Ein Zusammenhang dieses Alters ist aber weder mit der Pollensterilität, noch mit dem Anteil 7-chromosomiger Pollen an der Gesamtzahl auszählbarer Meta- und Anaphasen nachweisbar. Die Sterilität schwankt während der Pollenmitose von 39,8—56,3%, der Durchschnittswert ist 50,2%, gleichgültig unter welchen Außenbedingungen. Sehr auffällig ist eine Häufung der

Werte zwischen ca. 48—56% steriler Pollen (Abb. 16b). Die Länge der lebenden Pollen beträgt jetzt 24—30 μ, diejenige der toten sehr häufig 22 μ und weniger, jedoch nicht mehr.

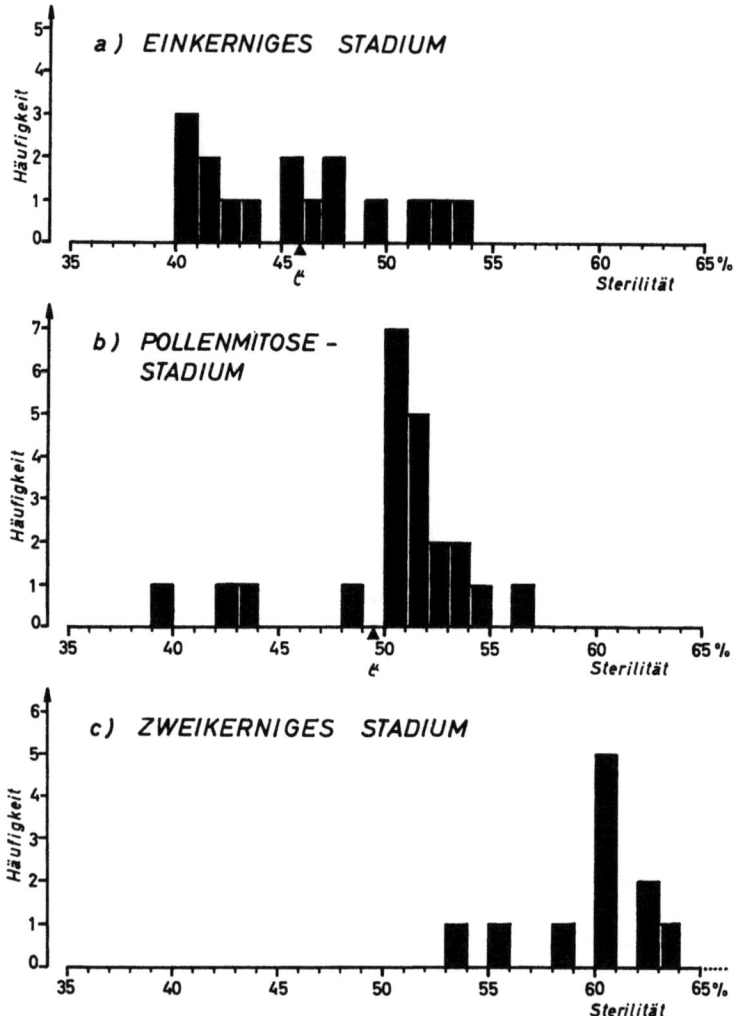

Abb. 16a—c. Häufigkeit der Sterilitätswerte unreifer Pollen

2. *Phase*: Nach der Pollenmitose wachsen die Pollen von ca. 24 μ bis maximal 42 μ bis zur Reife heran. Jetzt ist auch ein zunehmender Anteil von toten Pollen mit mehr als 22 μ bis zu 30 μ Länge zu finden. Im zweikernigen Stadium mit morphologisch noch undifferenzierten Kernen steigt die Sterilitätsquote meist über den Wert 56% hinaus, im Konstantraum bei 24° C häufig auf ca. 60% (Abb. 16c), was dem Wert zum Zeitpunkt kurz vor der Anthese (Abb. 14a) ungefähr entspricht.

Je nach den Außenbedingungen erhöht sich dieser Wert weiter bis zu einem Grenzwert von ca. 80—90%, z.B. in den Gewächshäusern.

3. Phase: Bei Werten von 80—100% Sterilität tritt auch bei den lebenden Pollen im Aussehen ein deutlicher Wandel ein. Kern und Plasma sowohl der Pollen als auch der Wandungszellen der Theka werden von KES kaum mehr angefärbt. Im Zellumen der Pollen häufen sich zahlreiche Fett- oder Öltröpfchen (Nachweis mit Sudan III), die auch bei niedrigerer Sterilität oft als Rest in den Hüllen toter Pollen zu finden sind. Ein großer Anteil der toten Pollen besitzt dieselbe Länge wie die lebenden, die aber selten über 35 µ lang sind. In Ganzpräparaten einer Theka findet man, wenn die Sterilität knapp unter 100% beträgt, die wenigen lebenden Pollen nur am Tapetum hängen, wo sie beim Ausquetschen des Thekeninhalts kleben bleiben. Dies alles deutet darauf hin, daß bei Werten über 80—90% nicht mehr cytogenetische, sondern physiologische Ursachen in Frage kommen. Vermutlich versagt unter Kümmerbedingungen das Periplasmodium in seiner Ernährungsfunktion für die Pollen. Entsprechend wurden solch hohe Werte auch nur unter den schlechten Anzuchtsbedingungen des kalten Konstantraums und im Gewächshaus bei solchen Pflanzen gefunden, die lange nicht gegossen worden waren. Diese Sterilitätswerte durften also bei der Bestimmung der Durchschnittswerte nicht berücksichtigt werden und sind in den Diagrammen folglich nur gestrichelt eingezeichnet.

4. Aneuploide Pollen

Während der Pollenmitose ist erneut das Verhältnis der Anzahl euploider zur Anzahl aneuploider Pollen bestimmbar. Bei 11 Theken mit 343 auswertbaren Metaphaseplatten wurde kein einziger Pollen mit 5 Chromosomen mehr gefunden, doch waren 7-chromosomige noch vorhanden. Dem in den Dyaden- und Tetradenzellen gefundenen Anteil inäqualer Verteilungstypen von 21,5% (vgl. Tabelle 3) müßten 10,7% 7-chromosomiger Pollen entsprechen. Während der Pollenmitose werden aber nur mehr 4,7% gefunden. Es sind also 56% dieser Pollen abgestorben.

5. Cytogenetische Ursachen der Pollensterilität

Als Ursachen der Pollensterilität kommen in Frage: 1. Chromosomale Störungen als Folge unregelmäßiger Verteilung bei der Metaphase I, 2. ein haplophasischer Letalfaktor, 3. physiologische Störungen und 4. eine Kombination von mehreren dieser Faktoren. Wesentlich für die Beurteilung der einzelnen Faktoren ist die geschilderte Unterscheidung der einzelnen Absterbephasen der Pollenkörner zusammen mit einer Berechnung der jeweils erwarteten Pollensterilität auf Grund der beobachteten Verteilungsstörungen in der Metaphase I unter Berücksichtigung des Anaphasenausgleichs und der bekannten Anteile aneuploider Pollen bei der Pollenmitose.

1. Absterbephase

Chromosomale Störungen. In Abb. 17 sind die Komplexstrukturen der in der Metaphase I gefundenen Chromosomen-Konfigurationstypen dar-

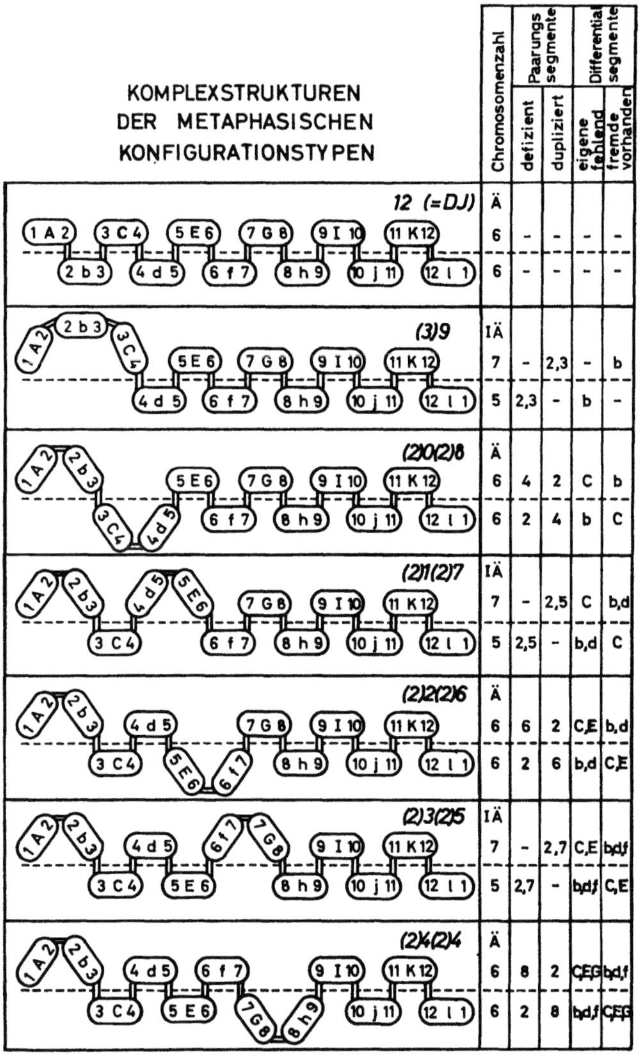

Abb. 17. Komplexstrukturen der metaphasischen Konfigurationstypen

gestellt. Die Ziffern bezeichnen die sich paarenden Endabschnitte der Chromosomen entsprechend den Homologie-Verhältnissen, die Buchstaben verkörpern die Differentialsegmente (Centromerenabschnitte), wobei Großbuchstaben die ursprüngliche Zugehörigkeit zum einen, Kleinbuchstaben diejenige zum andern als normal angesehenen Komplex (DJ-12-Typ) bedeuten.

Aus der Metaphase I der Pflanze 2, die wegen der Gleichheit der Anzuchtsbedingungen mit den beobachteten Absterbephasen der Pollen allein vergleichbar ist, können folgende Anteile von Pollen mit Defizienzen von Paarungssegmenten erwartet werden:

5-chromosomige Pollen	10,8%
6-chromosomige Pollen	63,0%
Summe	73,8%

Dieser Wert ergibt sich nach Berechnung aus dem Durchschnittswert des Anaphasenausgleichs. Bei Berücksichtigung der beobachteten Extremwerte ist jedoch ein Intervall von 68,2—78,8% anzunehmen.

Tatsächlich gefunden wurden in der 1. Phase des Pollensterbens bis zum Ende der Pollenmitose ca. 48—56% tote Pollen (Abb. 16b). Obwohl aus der Beobachtung bei der Pollenmitose sicher ist, daß alle 5-chromosomigen Pollen absterben, kann in der 1. Phase die Defizienz eines Paarungssegments nicht die obligate Ursache der Pollensterilität sein, da der Erwartungswert hierfür (73,8%) weit über dem Beobachtungswert liegt.

Ebenso scheiden Duplikationen von Paarungssegmenten sowie Defizienzen und Duplikationen von Differentialsegmenten mit einem Erwartungswert von ca. 75 bzw. 83,1% als Ursache des Pollensterbens der 1. Phase aus.

Haplophasischer Letalfaktor: Die Wahrscheinlichkeit des Vorhandenseins eines fest mit einem Chromosomenkomplex gekoppelten Letalfaktors, dessen Genort also in einem Differentialsegment liegen muß, beträgt bei 6:6-Verteilung in jeder Dyadenzelle 50%, bei 7:5-Verteilung in der 7-chromosomigen 58,3%, in der 5-chromosomigen 41,7%.

Nach den Beobachtungen in der Metaphase I sind danach, zusammen mit dem totalen Ausfall der 5-chromosomigen Pollen, folgende Anteile steriler Pollen zu erwarten:

6-chromosomige DJ-Pollen	7,8%
6-chromosomige NDJ-Pollen	31,5%
7-chromosomige Pollen	6,3%
5-chromosomige Pollen	10,8%
Summe	56,4%

Dieser Erwartungswert kommt dem bis zum Ende der Pollenmitose beobachteten Sterilitätswert von 50—56% sehr nahe, besonders bei Berücksichtigung der Streuungsbreite der Erwartung auf Grund der Extremwerte des Anaphasenausgleichs von 53,3—59,4%. So ist eine Wirkung des Letalfaktors in der 1. Phase des Pollensterbens sehr naheliegend.

An Hand der bekannten Anteile 7-chromosomiger Pollen am Ende der Meiose und bei der Pollenmitose läßt sich die Übereinstimmung überprüfen: 21,5% JÄ-Typen nach der Anaphase I lassen 10,7% 7-chromosomige Pollen erwarten. Sterben davon wegen des Letalfaktors 58,3% ab, so müßten noch 5,3% übrig sein, ein Wert, der dem tatsächlich bei der Pollenmitose gefundenen Anteil von durchschnittlich 4,7% sehr ähnlich ist.

Man ist also berechtigt, die Ursache der Pollensterilität der 1. Absterbephase der Pollen in der Wirkung des haplophasischen Letalfaktors, ergänzt durch Chromosomendefizienz 5-chromosomiger Pollen, zu sehen.

2. Absterbephase

Die Ursache der Pollensterilität in der 2. Absterbephase ist schwer zu fassen, da die Sterilität kurz vor der Anthese je nach den Außenbedingungen ein so verschiedenes Ausmaß annimmt, und auch innerhalb derselben Bedingungen eine weit größere Streuung der Werte als bei der Pollenmitose vorliegt. Naheliegend ist, das Absterben in dieser Phase als eine Folge der *Defizienzen von Paarungssegmenten* („Def.") anzusehen, da der Ausfall von euchromatischen Chromosomenabschnitten auch bei vielen anderen Pflanzen zum Tod der Pollen führt (vgl. Burnham, 1956).

Zusammen mit der Wirkung des haplophasischen Letalfaktors („LF") in der 1. Phase sind aus den Metaphaseverhältnissen der Pflanze 3 deswegen folgende Anteile steriler Pollen zu erwarten:

	LF	Def.	Zusammen
6-chromosomige DJ-Pollen	7,7%	—	7,7%
6-chromosomige NDJ-Pollen	(31,9%)	63,7%	63,7%
7-chromosomige Pollen	6,1%	—	6,1%
5-chromosomige Pollen	(4,4%)	10,5%	10,5%
Summe			88,0%

Grenzwerte des Anaphasenausgleichs: 84,1—89,4%.

Dieser Erwartungswert stimmt sehr gut mit der zur selben Zeit und in derselben Blütenähre untersuchten Pollensterilität der Pflanze 3 überein, die 86,9% betrug. Sehr wahrscheinlich sterben also die Pollen in der 2. Phase wegen Defizienz eines oder mehrerer Paarungssegmente ab. Solch hohe Sterilitätswerte sind jedoch nur unter ungünstigen Licht- und Hydraturbedingungen häufiger und stellen unter Gewächshausbedingungen schon Höchstwerte dar. Unter Außenbedingungen, die ein Blühen der Pflanzen gerade noch erlauben (Konstantraum 16°C), traten sie in Blüten mit sonst totaler Sterilität in zwei Theken ausnahmsweise als Minimalwert auf. Die Defizienz von Paarungssegmenten kann also nur unter besonders ungünstigen Bedingungen voll wirksam werden. Schon unter Gewächshausbedingungen ist die Penetranz dieser Faktoren stark verringert, wie die Häufigkeitsdiagramme der Sterilität (Abb. 14b und c) zeigen. Unter den optimalen Bedingungen im Konstantraum bei 24° C konnte sogar die extrem niedrige Sterilitätsquote von 50,0% bei reifen Pollen beobachtet werden (Abb. 14a), die eine letale Wirkung von Defizienz ganz ausschließt.

Entsprechend den nur geringen nachgewiesenen Unterschieden in den Häufigkeiten der chromosomalen Konfigurationstypen in der Metaphase I der unter verschiedenen Bedingungen gezogenen Pflanzen 1—3 zeigen die jeweiligen Erwartungswerte für die Wirkung von Endsegment-Defizienzen, Letalfaktor und von beiden zusammen nur eine geringe Streuung: 69,1—74,2%, 56,2—56,8% bzw, 85,5—88,0%. Damit ist ein erkennbarer Zusammenhang der Häufigkeitsvariation der Konfigurationstypen in der Metaphase I mit der Pollensterilitäts-Schwankung widerlegt.

Diskussion

HASELWARTER (1937) und auch STRAUB (1936) hatten bei Untersuchungen der Meiose von *Rhoeo spathacea* festgestellt, daß Temperaturen unter ca. 15°C und über ca. 40°C sowie Schockbehandlung Störungen bis zum vollständigen Paarungsausfall oder auch zu feste Synapsis der Chromosomen und demzufolge Asynchronisation im Zusammenwirken von Zellwandbildung und Kernteilung hervorrufen können. In dem weiten Temperaturbereich zwischen diesen Werten wurde die Meiose unter relativ konstanten Bedingungen als normal angesehen im Sinne des komplexheterozygoten Vererbungsmechanismus.

Die vorliegenden Untersuchungen haben jedoch gezeigt, in welchem Ausmaß die Häufigkeit der einzelnen Metaphase-Konfigurationstypen der Chromosomen und erst recht die Pollensterilität variieren können, sogar wenn eine für die Meiose als optimal angesehene Temperatur von 22—25°C (HASELWARTER, 1937) gleichmäßig eingehalten wird. Doch sind die Unterschiede nicht groß genug, um zu erklären, warum von verschiedenen Autoren für die Pollensterilität so verschiedene Ursachen aus den Meioseverhältnissen erschlossen wurden.

Die *Metaphase-Untersuchungen* ergaben hier einen Anteil von nur 15—20% disjunktionaler Chromosomenverteilung, ein erstaunlich niedriger Wert für eine Komplexheterozygote. Bei den bisherigen Untersuchungen wurden von 9 Autoren Anteile von 10—80% Disjunktional-Verteilung bei PMZ nachgewiesen bzw. geschätzt. Im Rahmen der hier gefundenen Schwankungen der Typenhäufigkeit sind solch große Unterschiede nicht erklärbar. Alle Literaturangaben, die mit ausgezählten Werten belegt sind, liegen jedoch im Bereich von 10% (CARNIEL, 1960) bis 26% (TSCHERMAK-WOESS, 1951) disjunktionaler Metaphasetypen und stimmen daher mit den Befunden der vorliegenden Arbeit etwa überein.

Auch über den Prozentsatz inäqual verteilter Konfigurationstypen äußern sich mehrere Autoren. Ältere Arbeiten sprechen von 7% (DARLINGTON, 1929), 23% (AKEMINE, 1937), 18% (BHADURI, 1942), 8,3% (SIMMONDS, 1945); neuere Arbeiten ermittelten 30% (WALTERS und GERSTEL, 1948) und 45,8% (CARNIEL, 1960) und entsprechen damit mehr den vorliegenden Ergebnissen (37—41%). KATÔ fand jedoch schon 1930 Anteile von 31,9 bzw. 33% inäqualer Typen. Bei unseren Pflanzen waren sie trotz sehr unterschiedlicher Anzuchtsbedingungen mit ca. 40% stets etwa gleich häufig. So können auch diese Unterschiede gegenüber den Befunden anderer Autoren nicht durch Umwelteinfluß erklärt werden.

Anders verhält es sich mit der Häufigkeit von Chromosomenketten bei der Metaphase I. Nach STRAUB (1936) kann Kettenbildung bei *Rhoeo spathacea* ausgelöst werden durch tiefe Temperaturen und Wassermangel. So könnte die Spanne von 15% Ringbildung (SIMMONDS, 1945) bis gelegentlich 100% (SAX, 1936) zumindest teilweise durch verschiedene Außenbedingungen verursacht werden. Entsprechend wurden bei unseren Pflanzen unterschiedliche Ringanteile von 53—71% gefunden. Zwei Ketten waren im Gegensatz zu anderen Autoren, bei deren Pflanzen der Ring in 1—4 Ketten aufgelöst war (z.B. AKEMINE, 1937; WALTERS und GERSTEL, 1948), in den PMZ sehr selten, drei und mehr Ketten fehlten ganz. Die Ansicht DARLINGTONs (1929) und HASELWARTERs (1937), daß Kettenbildung auf Ringbruch, nicht auf Paarungsausfall beruht (z.B. STRAUB, 1941), konnte bestätigt werden.

Über das Verhältnis der Anteile äqualer und inäqualer Chromosomenverteilung bei der Metaphase II berichten DARLINGTON (1929) und KATÔ (1930). Ihre Befunde (7,5% bzw. 34,3% IÄ) stimmen gut mit ihren jeweils gefundenen Werten inäqualer Verteilung bei der Metaphase I überein. Dies sollte dafür sprechen, daß die Chromosomen in der Anaphase so verteilt werden, wie sie in der Metaphase ausgerichtet sind. Dem stehen unsere Werte gegenüber, die mit einer Verminderung des Anteils inäqualer Chromosomenverteilung von ca. 40% auf ca. 20% auf eine Nachregulierung zugunsten der äqualen NDJ-Typen hindeuten. Auch SAX (1931) und WALTERS und GERSTEL (1948) fanden bei *Rhoeo spathacea* einen viel höheren Anteil der IÄ-Anordnungen in der Metaphase I als in der Anaphase I oder Metaphase II, ohne jedoch ihre Beobachtung mit Zahlen zu stützen.

Im Verlaufe der *Pollenentwicklung* werden noch einmal bei der Pollenmitose euploide von aneuploiden Pollen unterscheidbar. DARLINGTON (1929) fand 17,8%, WALTERS und GERSTEL (1948) fanden 32% Pollen mit 7 Chromosomen. Diese Zahlenwerte, die bei 45 bzw. 75 untersuchten Pollen gefunden wurden, sind erheblich höher als die bei unseren Pflanzen ermittelten Prozentsätze von durchschnittlich 4,7% bei 343 Metaphaseplatten aus 11 verschiedenen Theken. Entgegen der Angabe DARLINGTONs sind die Schwankungen im Anteil 7-chromosomiger Pollen in Abhängigkeit des Entwicklungsalters, das hier nach dem Häufigkeitsverhältnis ein- zu zweikerniger Pollen bestimmt werden konnte, nur zufallsbedingt. Die Ursache für diesen Unterschied könnte darin zu suchen sein, daß der Anteil der aus NDJ-Verteilung hervorgegangenen und daher gestörten 6er-Komplexe unter den optimalen Bedingungen unserer untersuchten Pflanzen höher sein kann als unter schlechteren Bedingungen, wenn sich Defizienzen erwiesenermaßen stärker auswirken.

Über das *meiotische Verhalten von Chromosomenringen* sind aus der Literatur viele Befunde bekannt (referiert von BURNHAM, 1956, sowie JOHN und LEWIS, 1965), ohne daß daraus Gesetze abgeleitet werden könnten. Es scheint sich lediglich abzuzeichnen, daß disjunktionale Verteilung gefördert wird: 1. durch terminalisierte Chiasmata, 2. durch mittelständige Centromeren und 3. durch gleiche Größe der Chromosomen, sofern die Ausrichtung nicht genetisch gelenkt wird.

Für *Rhoeo spathacea* ist in der überraschend guten Übereinstimmung zwischen dem in dieser Arbeit entworfenen Verteilungsmodell und der Beobachtung der tatsächlichen Chromosomenverteilung eine mögliche Erklärung gefunden worden, wie es zu dem bei *Rhoeo* erstaunlich hohen Anteil non-disjunktionaler Chromosomenverteilung kommen kann. Die Grundlage dieses Modells lieferte die hier bestätigte Beobachtung DARLINGTONs (1929), wonach kurz nach der Diakinese zunächst nur einzelne Chromosomen von Spindelfasern erfaßt und so in ihrer Lage zu den Polen fixiert werden. Wie DARLINGTON schon vermutete, werden diese Chromosomen bestimmend für die Ausrichtung der übrigen zunächst noch freien Chromosomen, die sich aus einer Zusammenfaltung des Chromosomenrings in einer Kontraktionsphase der Chromosomen im Zusammenwirken mit später ansetzenden Spindelfasern ergibt. Erst in der weiter fortgeschrittenen Metaphase zeigen alle Chromosomen einen Spindelfaseransatz, der vorher wohl durch die räumliche Enge in der Zelle verzögert worden ist.

Ein Anzeichen dafür, daß in der Prometaphase die Polorientierung mancher Chromosomen nur temporären Charakter besäße und später zugunsten neuer Spindelfaser-Verknüpfungen zum Gegenpol aufgegeben würde, konnte mit der hier angewandten Untersuchungsmethode nicht gefunden werden. CLELAND (1929) hatte diese Erscheinung bei *Oenothera Lamarckiana* beobachtet; HUGHES-SCHRADER (1943), INAMDAR (1949) sowie BAUER, DIETZ und RÖBBELEN (1961) hatten Entsprechendes bei Geschlechtschromosomen bzw. auch Autosomen von *Mantiden* bzw. *Tipuliden* nachgewiesen. Im Falle von *Rhoeo* scheint es auch unwahrscheinlich, daß die im Verhältnis zu der Größe der PMZ sehr massiven Ringschleifen polar umorientiert werden könnten, weil damit eine tiefgreifende Umorganisation der gesamten Chromosomen-Konfiguration auf engem Raum verbunden wäre. Der für die vorliegende Arbeit gewählte Ausdruck „Fixchromosomen" erscheint somit berechtigt. Jedoch für die „freien Chromosomen" wäre die Möglichkeit einer solchen Umorientierung denkbar. Eine Überprüfung mit Fixierungstechnik ist aber nicht möglich, da sich frühmetaphasische Anordnungen im Gegensatz zu spätmetaphasischen Konfigurationen nicht gut klassifizieren lassen. Eine durchgreifende Verminderung der Anzahl von NDJ-gestörten Konfigurationen durch Umorientierung in der Prometaphase ist bei *Rhoeo* auch deshalb kaum anzunehmen, da kurz vor der Anaphase die Störungen noch bei 80—85% der PMZ zu finden sind. Jedoch deuten unsere Befunde auf einen solchen Ausgleich in beschränktem Ausmaß während der Anaphase (s. Seite 230), ohne daß der Mechanismus bekannt wäre.

Wie gezeigt wurde, bewirkt eine Ausrichtung der ersten Fixchromosomen zu unterschiedlicher Zeit im Verlauf der Kontraktion des Chromosomenknäuels eine unterschiedlich lange Folge von freien Chromosomen. Die Änderung ihrer Anzahl führt — nach entsprechenden Modifikationen unseres Arbeitsmodells — zu Änderungen im erwarteten Häufigkeitsdiagramm der Konfigurationstypen und zwar im gleichen Ausmaß wie die beobachtete Variation in der Häufigkeit dieser Typen. Auch wenn das tatsächliche Geschehen in den PMZ sicher wesentlich komplexer abläuft als es dieses Modell voraussetzen kann, so ist doch in dieser Übereinstimmung eine Erklärungs-Möglichkeit zu sehen für das Zustandekommen der Variationsbreite von Unterschieden zwischen den gefundenen Häufigkeitsdiagrammen.

Der Einfluß der zwei deutlich heterobrachialen Chromosomenpaare (SAX, 1935; STRAUB, 1941) auf die NDJ-Verteilung darf nicht überschätzt werden: AKEMINE (1937) glaubte, in der Metaphase I von *Rhoeo spathacea* 7mal mehr NDJ zwischen kurzen als zwischen langen Chromosomen-Armen gefunden zu haben. Die cytologischen Verhältnisse erlauben jedoch in diesem Stadium nicht, alle heterobrachialen Chromosomen mit hinreichender Sicherheit zu erkennen. Auch CARNIEL (1960) vermutete eine obligate NDJ-Verteilung dieser Chromosomen. Dagegen spricht unser Befund, wonach der dieser Forderung entsprechende Konfigurationstyp (2)4(2)4 bei allen untersuchten Pflanzen sogar einer der seltensten ist. Dies schließt aber nicht aus, daß wenigstens eines der beiden heterobrachialen Chromosomenpaare öfter NDJ angeordnet sein kann.

Mit der geschilderten Interferenz der Chromosomenbewegungen bei der Orientierung durch erste Spindelfasern einerseits und bei der Kontraktion des Chromosomenknäuels andererseits ist also neben nicht terminalisierten Chiasmata, heterobrachialen Chromosomen und ungleicher Länge von Chromosomen eine weitere mechanische Ursache für Nondisjunktionalverteilung gezeigt worden.

Worin liegen nun die *Unterschiede in den Häufigkeiten der metaphasischen Chromosomen-Konfigurationstypen* bei den Pflanzen 1—3 begründet? Da die Pflanzen unter sehr verschiedenen Bedingungen gehalten worden waren, könnte sich darin der Einfluß der Außenfaktoren auf die Chromosomenverteilung ausdrücken. Auch bei *Dactylis* war bei einer Wildpflanze das Verhalten eines Chromosomen-Viererrings in seiner Verteilung zu verschiedenen Zeiten verschieden (MYERS und HILL, 1942). Jedoch ist in keinem Fall bekannt, ob diese Schwankungen auch unter denselben Bedingungen auftreten und damit eine natürliche Streuung dieser Werte sind. So ist die Beantwortung dieser Frage weiteren Untersuchungen vorbehalten. Versuche von GORDON und SMITH (1961) über die Resistenz der Blätter von *Rhoeo spathacea* gegenüber einer Infektion durch Tabak-Mosaik-Virus zeigten eine drastische Änderung im physiologischen Zustand der Pflanzen in Abhängigkeit von Licht: im Schwachlicht können die Blattzellen den Proteinanteil des applizierten Gesamtvirus nicht ablösen und bleiben immun, nicht aber gegen Virus-RNS allein. Im Starklicht werden sie dagegen auch vom Gesamtvirus befallen.

Ein Lichteinfluß auf die Chromosomenausrichtung in der frühen Metaphase I ist über eine lichtabhängige Änderung der Plasmaviskosität in den PMZ denkbar, wie sie erstmals von VIRGIN (1954) in den Blattzellen von *Elodea* nachgewiesen wurde. Die in den Blüten von *Rhoeo* wirksamen Intensitäten schließen jedenfalls eine solche Erklärungsmöglichkeit nicht aus.

Als sehr variabel unter denselben Außenbedingungen hat sich sowohl die *Pollenzahl* als auch die *Pollensterilität* erwiesen. Für die Pollenzahlen von *Rhoeo spathacea* gab es bis jetzt m.W. noch keine Literaturangabe. Dagegen wurde die Pollensterilität in nicht weniger als 12 Arbeiten untersucht. Die Angaben lauten auf 59—99%. In umfangreichen Untersuchungen der Pollensterilität unter der notwendigen Berücksichtigung aller Pollenkörner einer Theka (vgl. „Material und Methode") erweiterte sich dieser Spielraum in der vorliegenden Arbeit — je nach den Außenbedingungen — für reife Pollen auf 50,0—100%. Für die Beurteilung der Ursachen der Pollensterilität ist es wichtig zu wissen, daß selbst unter konstanten Bedingungen mit einer Streuung der Werte von 20—30%, sogar zwischen zwei Theken derselben Anthere noch mit 17% zu rechnen ist. TSCHERMAK-WOESS (1948) hatte zwischen zwei Antheren derselben Blüte Differenzen bis 27% gefunden.

Die Beurteilung von Ursachen der Pollensterilität bei *Rhoeo spathacea* ist nun auf Grund genauerer cytologischer Daten möglich. Wegen des nachgewiesenen Anaphase-Ausgleichs zugunsten des Anteils euploider Pollen sind für eine genauere Bestimmung der erwarteten Sterilitätswerte daher nicht die Metaphaseverhältnisse direkt zugrunde zu legen (AKEMINE, 1937), sondern erst nach dessen Berücksichtigung.

Während die Prophasestadien innerhalb einer Theka noch streng synchron verlaufen, treten von der frühen Metaphase I an Unterschiede in der Kernteilungsphase der PMZ auf, ohne daß Anzeichen einer verminderten Lebensfähigkeit erkennbar wären. Das Absterben der Pollen beginnt erst mit der Auflösung der Kallosehülle der Gonentetraden, zuerst bei den 5-chromosomigen Pollen. Dies zeigt deutlich, daß jetzt eine für das Überleben jeder Pollenzelle entscheidende Kern-Plasma-Beziehung einsetzt, obwohl auch das Periplasmodium nach wie vor dafür unentbehrlich bleibt. Bei der Metaphase II, in der sich alle 5- und 7-chromosomigen Kerne in einer Dyade normal Seite an Seite teilen, kann diese Individualität jedes Genoms also noch nicht manifest gewesen sein. Am deutlichsten drückt sich die beginnende Selbständigkeit der einkernigen Pollen in der Wirkung des haplophasischen Letalfaktors aus, die bis zum Ende der Pollenmitose abgeschlossen ist (*1. Absterbephase*). Wenn jedoch die Genome wenigstens zahlenmäßig vollständig sind, dann wirken sich Defizienzen und Duplikationen von Paarungs- und Differentialsegmenten im Chromosomenkomplex jetzt noch nicht aus. Der Ablauf der Pollenmitose ist also nicht an die Vollständigkeit der Komplexe gebunden. Erst danach können Komplexstörungen das Absterben von weiteren

Pollen verursachen (*2. Absterbephase*). Wider Erwarten sind jedoch die verschiedenen Komplextypen unter den verschiedenen Außenbedingungen jeweils etwa gleich häufig vertreten. So kann die ausgeprägte Abhängigkeit der Pollensterilität von Außenfaktoren nicht genetisch sondern nur physiologisch bedingt sein. Vermutlich wirken Defizienzen nicht allein sondern in Verbindung mit den fortlaufend in der Reihe (2)0(2)8 bis (2)4(2)4 immer umfangreicheren Umgruppierungen von Differentialsegmenten (vgl. Abb. 17). So könnte innerhalb jeder Gruppe mit gleicher Anzahl und Art von Defizienzen oder Duplikationen eine Rangliste von Komplexstörungen entstehen. Man kann annehmen, daß bei einer in Abhängigkeit von Außenbedingungen sich verschlechternden Wechselwirkung der Pollengenome mit dem Periplasmodium die Zellen mit weniger gestörten Komplexen noch am Leben bleiben, diejenigen mit stärker gestörten jedoch nicht mehr, wobei auch die Spezifität der Einzelgene mit Sicherheit einen modifizierenden Einfluß haben dürfte. Tatsächlich deutet der cytologisch erkennbare Zustand des Periplasmodiums unter schlechten Anzuchtsbedingungen auf funktionelle Störungen hin (*3. Absterbephase*), denen schließlich auch die Pollen mit vollständigen und ungestörten Komplexen zum Opfer fallen.

So besitzen die überlebenden Pollen bei ca. 90% Sterilität vermutlich alle den normalen Chromosomenkomplex. Dies zu wissen, könnte für eine spätere Untersuchung der Befruchtungsverhältnisse wichtig sein. Ob bei niedrigeren Sterilitätswerten die als lebend erkannten Pollen auch befruchtungsfähig sind, ist noch nicht entschieden. TSCHERMAK-WOESS (1951) erkannte bei 80%iger Sterilität höchstens 27—45% der lebenden Pollen unter experimentellen Bedingungen als keimfähig. Dies entspricht etwa dem Anteil von 5—10% normalen Komplexen an der Gesamtzahl der Pollen, die nach dem Wirken des haplophasischen Letalfaktors noch erwartet werden. So erscheint es als sehr fraglich, ob komplexgestörte Pollen eine erfolgreiche Befruchtung vollbringen können, wie CARNIEL (1960) annimmt.

Zusammenfassung

1. Die Verteilungsverhältnisse der Chromosomen in der Metaphase I der PMZ von *Rhoeo spathacea* wurden klassifiziert und in ihrer Häufigkeit erfaßt. Unter sehr verschiedenen Außenbedingungen sind die Anteile dieser Konfigurationstypen an der Gesamtzahl stets etwa gleich. Geringe vorhandene Unterschiede sind möglicherweise umweltbedingt. Chromosomenringe und -ketten sind bei jedem Konfigurationstyp etwa im gleichen Häufigkeitsverhältnis vertreten. Nur bei einzelnen Typen weicht dieses Verhältnis vom Durchschnitt ab.

2. Die Chromosomenverteilung in der Metaphase I verläuft wie folgt: Wegen der räumlichen Verhältnisse in den PMZ setzen zu Beginn der Einordnung der Chromosomen in der frühen Metaphase I nicht alle Spindelfasern gleichzeitig an den Centromeren an. Mit diesen zufallsmäßig ausgewählten Chromosomen beginnend erfolgt dann, zusammen mit einer

Kontraktion des Chromosomenknäuels, in Zickzackform die Einordnung der übrigen erst nach und nach von Spindelfasern beeinflußten Chromosomen in den Äquatorialbereich. Dabei ergibt sich häufig Nondisjunktional-Verteilung zweier Chromosomenpaare. Eine unter diesen Voraussetzungen an einem Modell durchgeführte Berechnung der erwarteten Häufigkeiten von Verteilungstypen ergab eine auffallend gute Übereinstimmung mit den beobachteten Häufigkeiten.

3. Die Anordnung der Chromosomen in der späten Metaphase I entspricht jedoch nicht der tatsächlich nachfolgenden Verteilung. Bei der Anaphase I wird nämlich etwa die Hälfte der inäqualen Verteilungstypen in äquale verwandelt.

4. Pollenzahl und Pollensterilität zeigen eine ausgeprägte Abhängigkeit von Außenbedingungen: je günstiger die Bedingungen, desto größer die Pollenzahl bzw. desto niedriger die Sterilitätsquote.

5. Das Absterben der Pollenkörner erfolgt in mehreren Phasen: Von der Auflösung der Tetradenhülle bis zum Ende der Pollenmitose I sterben als Folge der Wirkung des haplophasischen Letalfaktors, ergänzt durch diejenige von Chromosomendefizienzen der (n-1)-Genome, ca. 55% aller Pollen ab. Abhängig von Außenbedingungen — wohl auf dem Umweg über das Periplasmodium — sterben in einer zweiten Phase vom Ende der Pollenmitose I bis zur Anthese weiter bis zu 30% der Pollenkörner wegen disharmonischer Chromosomenkombination, so daß überwiegend die Pollen mit dem vollständigen Komplex erhalten bleiben. Unter besonders ungünstigen Bedingungen kann es durch Versagen des Periplasmodiums zu vollständiger Sterilität kommen (3. Phase).

Danksagung. Herrn Prof. Dr. E. HAUSTEIN danke ich für die Anregung zu dieser Arbeit und für deren Unterstützung. Ferner danke ich Herrn Prof. Dr. J. SCHWEMMLE für die Überlassung eines Arbeitsplatzes und Herrn Prof. Dr. W. HAUPT für sein freundliches Entgegenkommen, Temperatur-Konstanträume zur Verfügung zu stellen. Dank gebührt auch Frl. C. HACH für die Hilfe bei der Ausführung der schematischen Darstellungen.

Literatur

AKEMINE, T.: Nondisjunction of the meiotic chromosomes in *Rhoeo discolor* HANCE. Jap. J. Genet. 13, 31—36 (1937).

BAUER, H., R. DIETZ u. CH. RÖBBELEN: Die Spermatocytenteilungen der Tipuliden, III. Chromosoma (Berl.) 12, 116—189 (1961).

BELLING, J.: The attachment of chromosomes at the reduction division in flowering plants. J. Genet. 18, 177—205 (1927).

BHADURI, P. N.: Cytological analysis of structural hybridity in *Rhoeo discolor* HANCE. J. Genet. 44, 73—85 (1942).

BURNHAM, C. R.: Chromosomal interchange in plants. Bot. Rev. 22, 419 (1956).

CARNIEL, K.: Beiträge zum Sterilitäts- und Befruchtungsproblem von *Rhoeo discolor*. Chromosoma (Berl.) 11, 456—462 (1960).

CLELAND, R. E.: Chromosome behaviour in the pollen mother cells of several strains of *Oenothera Lamarckiana*. Z. Ind. Abst. Vererb. Lehre 51, 126—145 (1929).

COLEMAN, L. C.: The relation of chromocenters to the differential segments in *Rhoeo discolor* HANCE. Amer. J. Bot. 28, 742—748 (1941).

DARLINGTON, C. D.: Chromosome behaviour and structural hybridity in the *Tradescantiae*. J. Genet. 21 (2), 207—286 (1929).

DARLINGTON, C. D.: Segregation and differentiation in *Rhoeo*. 38th Report John Innes Horticultural Institute Merton and Hertford 1947, 21—22 (1948).
GAIRDNER, A. E., and C. D. DARLINGTON: Ring-formation in diploid and polyploid *Campanula persicifolia*. Genetica 13, 113—150 (1931).
GORDON, M. P., and C. SMITH: The infection of *Rhoeo discolor* by tobacco mosaic virus ribonucleid acid. J. biol. Chem. 236, 2762—2763 (1961).
HASELWARTER, A.: Untersuchungen zur Physiologie der Meiosis V. Z. Bot. 31, 273—328 (1937).
HAUSTEIN, E.: Eine androgene haploide *Oenothera scabra*. Planta (Berl.) 56, 475—478 (1961).
HESLOP-HARRISON, J.: Cytoplasmatische Verbindungen während der Sporenbildung bei höheren Pflanzen. Endeavour 25, 65—72 (1966).
HUGHES-SCHRADER, S.: Polarisation, kinetochor movements, and bivalent structure in the meiosis of male mantids. Biol. Bull. 85, 265—300 (1943).
INAMDAR, N. B.: A note on the reorientation within the spindle of the sex trivalent in a mantid. Biol. Bull. 97, 300—301 (1949).
JOHN, B., and K. R. LEWIS: The meiotic system. Protoplasmatologia VI/F/1, 1—335 (1965).
KATÔ, K.: Cytological studies of pollen mother cells of *Rhoeo discolor* HANCE with special reference to the question of the mode of syndesis. Mem. Col. Sci., Imp. Univ. Kyoto, Ser. B., 5, 139—161 (1930).
MITTENECKER, E.: Planung und statistische Auswertung von Experimenten. Wien 1963.
MYERS, W. M., and H. HILL: Variations in chromosomal association and behaviour during meiosis among plants from open-pollinated populations of *Dactylis glomerata*. Bot. Gaz. 104, 171—177 (1942).
PAECH, K., and M. V. TRACEY: Modern methods of plant analysis, IV. 211. Berlin: Springer 1955.
SAX, K.: Chromosome ring formation in *Rhoeo discolor*. Cytologia (Tokyo) 3, 36—53 (1931).
— Chromosome structure in the meiotic chromosomes of *Rhoeo discolor* HANCE. J. Arnold Arboretum 16, 216—224 (1935).
—, and E. ANDERSON: Segmental interchange in chromosomes of *Tradescantia*. Genetics 18, 53—67 (1933).
SCHOSER, G.: Pflanzenkultur mit dem Pflanzenstrahler Osram-L-,,Fluora". Berlin und München: Osram GmbH 1966.
SIMMONDS, N. W.: Meiosis in tropical *Rhoeo discolor*. Nature (Lond.) 155, 731 (1945).
STEARN, W. T.: The boat-lily (*Rhoeo spathacea*). Baileya 5, 195—198 (1957).
STRAUB, J.: Untersuchungen zur Physiologie der Meiosis, II. Z. Bot. 30, 1—57 (1936).
— Untersuchungen über die cytologische Grundlage der Komplexheterozygotie. Chromosoma (Berl.) 2, 64—76 (1941).
TSCHERMAK-WOESS, E.: Cytologische und embryologische Untersuchungen an *Rhoeo discolor*. Öst. Bot. Z. 94, 128—135 (1948).
— Über die Sterilitätsverhältnisse und ihre Ursachen bei *Rhoeo discolor*. Öst. Bot. Z. 98, 502—505 (1951).
VIRGIN, H. J.: Further studies of the action spectrum for light-induced changes in the protoplasmatic viscosity of *Helodea densa*. Physiol. Plantarum (Kbh.) 7, 343—353 (1954).
WALTERS, M. S., and D. U. GERSTEL: A cytological investigation of a tetraploid *Rhoeo discolor*. Amer. J. Bot. 35, 141—149 (1948).

Dr. ERICH ZIMMERMANN
Botanisches Institut der Universität
355 Marburg a.d. Lahn, Pilgrimstein 4 (Postfach 1127)

Lebenslauf

Am 6. Juli 1938 wurde ich, ERICH ZIMMERMANN, als Sohn des Gemeinde- und Kirchendiakons MAX ZIMMERMANN und seiner Ehefrau LINA ZIMMERMANN, geb. STROBEL, zu Nürnberg geboren. Von 1944 bis 1949 besuchte ich 5 Jahre die Volksschule in Nürnberg, vom September 1949 bis Juli 1958 war ich Schüler am Realgymnasium Nürnberg, das ich am 17. Juli 1958 mit dem Abitur verließ. Anschließend begann ich an der Friedrich-Alexander-Universität Erlangen-Nürnberg das Studium der Fächer Botanik, Zoologie, Chemie und Geographie für das Lehramt an höheren Schulen. Nach erfolgreich abgelegtem Staatsexamen (November 1965) beendete ich die schon früher begonnene Promotionsarbeit in Botanik, mit der ich jetzt zu promovieren beabsichtige.

Seit März 1967 bin ich Verwalter einer wissenschaftlichen Assistentenstelle an der Universität Marburg/Lahn.

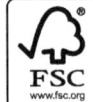

MIX
Papier aus verantwortungsvollen Quellen
Paper from responsible sources
FSC® C105338

If you have any concerns about our products,
you can contact us on
ProductSafety@springernature.com

In case Publisher is established outside the EU,
the EU authorized representative is:
**Springer Nature Customer Service Center GmbH
Europaplatz 3, 69115 Heidelberg, Germany**

Printed by Libri Plureos GmbH
in Hamburg, Germany